DEFINIENDO
Y
REDEFINIENDO
EMDR:
Nuevas estrategias clínicas

Técnica innovadora e integradora.
Incluye diagnostico, trabajo con los Estados del Yo
y Alto Rendimiento.
Incluidas dos sesiones de EMDR
textualmente transcritas.

DAVID GRAND, Ph.D.

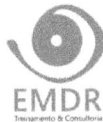

EMDR
Tratamiento & Consultoría

2013

Definiendo y Redefiniendo EMDR: Nuevas Estrategias Clínicas
Título original en inglés: Defining and Redefining EMDR

Title ID: 0615862624
ISBN-13: 978-0615862620
EMDR Treinamento e Consultoria Ltda.

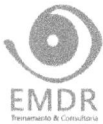

EMDR
Treinamento & Consultoria

Arte de la portada: Esly Regina Souza de Carvalho, Ph.D.
Traducción: Lic. Cristina Garcia Sabarte
Producción editorial: Esly Regina Carvalho, Ph.D.

Índice

Prefacio

Para mí es un gran honor presentar esa obra. Es densa, pero llena de novedades, quizás con algunas sorpresas. Fue escrita de hace más de diez años y el EMDR ha evolucionado de muchas maneras desde entonces. Decidimos soltar el libro aún así, porque nos pareció que el material era valioso y las técnicas pertinentes ao trabajo clínico de los profesionales que trabajan con EMDR. Creemos que una de las formas en que el EMDR se fue desarrollando en estos años se refleja en las páginas deseste libro, donde nuevas estrategias clínicas son presentadas. Algunas sesiones transcritas ayudan a esclarecer la implementación del trabajo magistral de David Grand, un eterno innovador con su capacidad genial y creativa que transforma los conceptos complejos en aprendizaje al alcance de todos.

Espero que todos puedan sacar provecho de las ideas aquí descritas, y que también puedan tener la oportunidad eventualmente de conocerle personalmente ao autor en alguna visita a nuestro continente. Quienes ya le conocen van a "oír su voz" en el decurrir del libro.

Entonces, ¡manos a la obra!

Esly Regina Carvalho, Ph.D.
Trainer of Trainers, EMDR Institute/EMDR IBA
Presidente, EMDR Treinamento e Consultoria, Ltda.
www.emdrbrasil.com.br

Capítulo 1: Definiendo EMDR

Cuál es el propósito de este libro?

Mi esperanza es brindarles en este libro algunas ideas innovadoras e integradora, que estimulen vuestro pensamiento sobre la teoría y la práctica de EMDR. Primero – una advertencia – lo que presento aquí son mis ideas y ellas derivan de mi propia experiencia práctica. No estoy diciendo que este es el modo correcto o que hay un modo correcto de practicarlo – sin embargo, querría exponer algunos modos diferentes de hacer EMDR. Les presentaré una variedad de ideas, les daré mis razones – siguiendo lo que sea – hagan su propia modalidad para integrar esto dentro del modo en el que ya están usando EMDR y en términos de lo que encaje cómodamente dentro de vuestro estilo personal.

Cuáles son las bases de EMDR que se deben aprender antes de que se pueda comenzar a redefinir su práctica?

Recuerden que es crucial tener un conocimiento a fondo de EMDR antes de comenzar a modificar la técnica y probar cosas diferentes. Es un error comenzar a divagar antes de que uno realmente conozca y entienda los procedimientos básicos y el uso del protocolo. Una vez que ustedes manejen lo básico, pueden comenzar a usar sus habilidades creativas y ubicar EMDR en donde no ha estado.

Una de las cosas claves es que como terapeuta de EMDR uno llega a conocerse a si mismo técnicamente. Saber los 8 pasos y conocer el protocolo de derecho y del revés. Sin embargo, mucha gente sale del entrenamiento de EMDR y tiene más temor de usar EMDR que la sensación de libertad para usarlo. Quiero animarlos a usarlo, a ponerlo a prueba, a usar vuestra experiencia clínica. Todos tenemos mucho para ofrecer y si uno conoce su bagaje de conocimientos y su trabajo con la estructura básica, uno luego puede partir desde allí.

Las variaciones en la práctica de EMDR están basadas sobre un estilo personal y profesional "correcto"?

Algo que he observado y a lo que generalmente no se le da la suficiente atención en los entrenamientos de EMDR, es el hecho de que todos conducen la terapia un poco distinto y a veces, con grandes variaciones. Lo mismo se aplica para EMDR, a pesar de los 8 pasos delineados en el protocolo estructurado. Del mismo modo, desarrollamos EMDR a nuestro propio modo y ello está influenciado por nuestro estilo clínico y personal. Quiero apoyar la realidad de que todos nosotros lo hacemos algo diferente – mientras que ello caiga dentro de los principios básicos de como se enseña EMDR. Sin embargo, creo firmemente que para practicar cualquier terapia, especialmente EMDR, tenemos que sentirnos como terapeutas, cómodos y con confianza. No podemos practicar con efectividad estando tomados por el miedo. Si mientras hacemos EMDR nos sentimos como constantemente caminando por un campo minado, no vamos a poder usar nuestros recursos – no podemos proveer de un contexto continente para que nuestros pacientes puedan sentirse seguros y cómodos.

Quiero darles coraje para permitirse a sí mismos estar cómodos con las variaciones que han desarrollados desde su propio estilo personal. Muchos terapeutas de EMDR esta inhibidos por el miedo de que a menos que ellos lo hagan "del modo correcto", ello no va a funcionar o que algo terrible va a ocurrir. Casi todos nosotros somos terapeutas experimentados y afirmados, con varios grados de experiencia en EMDR. Me ha impresionado el hecho de que la mayoría de los terapeutas entrenados en EMDR trabajan prudentemente y así lo han hecho antes de aprenderlo. Con estas ideas como principio básico de este libro, es valioso repetir cuan necesario es sentirse cómodo y en confianza – especialmente cuando encaramos situaciones inesperadas donde somos desafiados a imaginar en el momento – algún modo de hacer que EMDR funcione cuando parece no moverse, o para reducir el nivel de angustia.

Es importante recordar – que EMDR es un proceso experimental como lo es toda terapia. Nunca podemos saber qué es lo próximo que va a ocurrir – como el cliente va a responder a nuestras acciones. Nuestras intervenciones, nuestras elecciones de targets, como armamos el protocolo, como hacemos los entretejidos, no están basados en el saber que va a pasar. Lo hacemos y luego vemos lo que ocurre. Cuando intervenimos y no funciona, tenemos una oportunidad de aprender sobre el por qué no funciona. Podemos entonces corregir. Sin embargo, si somos lo suficientemente afortunados como para hacer la suposición correcta, podemos no aprender porque eso funciono. Esta es la quintaesencia del proceso de ensayo y error.

Que quiere decir con "Definir y Redefinir EMDR?"

El acto de determinar e identificar un target en los aspectos de un protocolo (imagen, cognición, afecto y sensación corporal) es un proceso psicológica y neurológicamente definido. Combinada con la activación bilateral (movimientos de los ojos, estimulación auditiva o táctil), esta definición produce la resolución obtenida en el procesamiento de EMDR.

El hecho de trabajar con casos complejos y el desarrollo de aplicaciones más allá del trabajo de trauma, tal como se hace sobre el aumento del rendimiento, pide una redefinición de EMDR mas allá de la estructura básica ensenada en los Entretenimientos del Nivel I y II.

Los temas de innovación e integración están entretejidos a través de este libro. Creo que es esencial sentirse abierto y cómodo para desarrollar la psicoterapia, especialmente EMDR. Desafortunadamente muchos de nosotros estamos inhibidos por el miedo exagerado a cometer errores que podrían llevar a consecuencias desastrosas. Si bien al practicar, uno debe estar técnicamente sintonizado con EMDR y afirmado en el entendimiento de la teoría básica del interior humano y de la experiencia externa, muchas oportunidades de sanar se pierden por el miedo y las restricciones del pensamiento y la acción libres y espontáneos. Todas las terapias son esencialmente procesos experimentales donde nunca sabemos el resultado de nuestras intervenciones por adelantado. Las oportunidades de sanar y crecer emergen para el terapeuta y para el paciente, en un abordaje mutuo de ensayo y error, aplicado reflexiva y creativamente.

Muchas de las innovaciones técnicas que he escrito estarán

en la categoría de entretejidos cognitivos avanzados. Uds. conocen el término "entretejido cognitivo"—para mí es un término demasiado estrecho porque hay muchas formas diferentes de entretejidos: sensaciones corporales marcadas, afectos, experiencia sensorial y estados del yo que nos permiten activar proceso detenidos. Muchas gente, especialmente novatos, no se dan cuenta de cuán técnico es EMDR porque parece demasiado sencillo. Mi experiencia ha sido que cuanto más lo uso, más me doy cuenta de cuán complejo es—mas aprendemos y más nos damos cuenta de cuánto más hay para saber. Por eso es importante seguir la supervisión individual y de grupo, para tener contacto con terapeutas más experimentados en EMDR—y ellos deben también estar en sus propios procesos de aprendizaje. En mi etapa actual, siento que estoy aprendiendo más de lo que creo que aprendo— de hecho esto es casi como un proceso de aceleración.

Cuando hablo de definir y redefinir EMDR, hablo de los modos expandidos y variados de conceptualización y de trabajo con el protocolo. En la situación donde un paciente procesa naturalmente sin bloqueos ni "loopings"—generalmente cuando el foco es un trauma discreto o una fobia simple—entonces hay menos necesidad de incluir modificaciones. Me refiero a situaciones donde el procesamiento fluye naturalmente—cuando detenemos al paciente periódicamente para preguntarle "qué ha venido ahora?", —observamos que el movimiento sigue—y que el paciente continúa hasta que el SUD baja a 0 y el VOC sube a 7. Cuán a menudo uno ha descubierto que éste es el caso donde EMDR funciona así? Esto me recuerda cuando éramos niños y no se nos decía cuán difícil era la vida del mundo adulto—hasta que lo descubrimos por nuestra propia cuenta. Cuando originalmente nos entrenamos en EMDR I, no recuerdo que hayamos sido informados de que la mayoría de nuestros casos iban a ser complejos. De este modo, mientras comenzamos a practicar, resultábamos confundidos, temerosos y desanimados. Pensábamos que no lo hacíamos bien o que EMDR realmente no funcionaba con esta clase de situaciones. He encontrado que eso no es verdad- de hecho podemos lograr que EMDR funcione con la mayoría de la gente que viene por ayuda—aunque necesitamos estar preparados para tener que usar más sesiones de las que originalmente esperábamos.

Hemos descubierto que a menudo las personas necesitan un trabajo de preparación antes de que podemos usar EMDR. Podemos ser traumatizados cuando trabajamos con lo que parece ser un trauma discreto, pero que todavía no ha sido procesado porque está posado sobre un trauma significativo de la niñez y sobre defensas disociativos ("Ud. Quiere decir que el DES y la historia clínica no siempre muestran esto?"). EMDR nos ha demostrado poderosamente cuán ubicuos son los traumas profundos y la disociación. Este fenómeno también nos ha llevado a desarrollar e integrar con EMDR un espectro de técnicas avanzadas (entretejidos) para hacer un tratamiento lo más exitoso posible.

Una pregunta definitoria: ¿Qué es y qué no es EMDR?

La pregunta está planteada, "Qué es y qué nos es EMDR?" Mi opinión es que hacemos EMDR esencialmente cuando identificamos un "target" con el paciente – definido por el protocolo (imagen, cognición, afecto y sensación corporal) seguido por la aplicación de estimulación bilateral, la que activa el procesamiento acelerado de la información (movimiento de la mente). Este proceso realiza el cambio y esperablemente, la resolución de lo que está unido dentro de "target". Aún dentro de estos límites, existe una considerable latitud – sin embargo, creo que la estimulación bilateral sin un target definido no constituye EMDR. Además, si construimos un protocolo sin activarlo con estimulación bilateral, tampoco es EMDR. Cada uno de estos abordajes pueden ser modos efectivos para manejar ciertas situaciones, pero son las dos cosas juntas lo que produce el efecto EMDR.

Francine Shapiro ha dicho claramente que el movimiento de los ojos solo, no es EMDR. Es la combinación con los ocho pasos de preparación y aplicación del protocolo (comprendido por el target definido y medido, como imagen, cogniciones, afectos y sensaciones corporales). Esta es la definición más clara para registrar. Sin embargo, se han hecho muchos aditamentos a este proceso, por lo cual ha resultado una idea menos clara.

Primeramente, la predominancia del movimiento de los ojos como el modo único o aún primario de estimulación bilateral, ha cambiado. Como Francine descubrió EMDR con los movimientos de los ojos (quizás el aspecto táctil y de caminar también contribuyeron) y ellos continúan siendo el modo principal enseñado en los entrenamientos, el uso de la activación bilateral auditiva y táctil puede ser erróneamente extraños al EMDR puro.

Los conceptos de entretejido y de las huellas a futuro, han abierto las puertas para el desarrollo de entretejidos más innovadores e integradores. El entretejido cognitivo fue originalmente intentado para ser introducido cuando el cliente estaba bloqueado o en "looping" – para ayudar como guía al atravesar los puntos de resistencia. Con el reconocimiento de que la mayora de los casos que tratamos son complejos, el concepto de entretejido cognitivo fue expandido para integrar la vastedad de recursos de conocimientos técnicos y por el flujo de sabiduría experimental de los terapeutas del primer entrenamiento de EMDR y para la exposición clínica. El trabajo de los Estados del Yo es un ejemplo des entretejido cognitivo avanzado, aplicado para hacer factible o más efectivo EMDR. Si está incluido dentro del protocolo, entonces este entretejido cognitivo avanzado cae ciertamente bajo la rúbrica de EMDR.

Si el tratamiento es conducido con estimulación bilateral auditiva o táctil de un modo constante—seguido de la determinación de protocolo—incluido entre los sets, esto es EMDR? Aunque esto no es lo tradicional, ello aún califica como EMDR. Sin embargo, Qué pasa si un "target" y un protocolos no están determinados y la estimulación se presenta en este formato no estructurado? Esto podría ser designado como un derivado de EMDR. Podría el uso de una parte del protocolo—como las sensaciones corporales con estimulación bilateral—constituir EMDR? Este es un punto discutible.

Cuál es el ámbito de EMDR?

Nuestras técnicas nunca son la solución, ellas son las herramientas. La solución está la capacidad neurofisiológica de los clientes para sanar y en nuestra creencia y en nuestro sentimiento sobre este proceso.

Una experiencia que he tenido con alguna regularidad, es la de un paciente que viene para usar EMDR después de que otro terapeuta de EMDR le dijo, "EMDR no es para su situación." A veces es muy obvio que la persona no podía responder favorablemente a EMDR, y otras veces el paciente presentaba desafíos que requerían modificaciones técnicas o un marco extenso de tiempo con EMDR. Quizás al primer terapeuta le faltaba experiencia o conocimiento o estaba inconscientemente temeroso de abrirse a lo que él sentía que el paciente estaba trayendo.

Por qué no debemos "presuponer" con EMDR? Cómo se relaciona esto con la educación de nuestros pacientes?

Uno de mis principios guía en EMDR es "NO PRESUPONER NADA". En nuestra vidas previas como terapeutas hemos tenido que depender de ciertas presunciones o de otro modo no hubiéramos podido organizar las bases desde la cuales proceder. EMDR está verdaderamente centrado en el paciente – la respuesta verdadera se encuentra sólo en lo individual. Nuestras presunciones tienden a interferir con la verdad que emerge desde el paciente. El proceso de terapia no es sólo aquél donde debemos aprender y reaprender, lo mismo se aplica a nuestros pacientes. Por lo tanto, la educación a fondo del paciente en el proceso de EMDR es crucial y va más allá de lo que hacemos en la mayoría de las otras terapias.

Un buen ejemplo del paciente que es beneficiado por el saber, es que cuanto más nos esforzamos para que el procesamiento ocurra, es que ellos informarán "nada ha ocurrido" (la pesadilla del terapeuta de EMDR). La respuesta que enseñamos en el entrenamiento es la de cambiar la dirección del movimiento de los ojos. Para mí esto es habitualmente un error técnico. Sin embargo, podría ser que realmente nada pase? Lo que hemos experimentado en general, es que algo ha ocurrido pero que el paciente no lo reconoce – y si no lo exploramos con ellos, entonces no están siendo educados sobre lo que realmente es el procesamiento de EMDR. De hecho, esto momentos son oportunidades maravillosas para educar al paciente. Este abordaje se da cuando uno dice "Vamos a chequear algo juntos: "Ud. Comenzó con esta imagen y donde fue Ud. Inmediatamente después?" La persona dice a veces, "Desapareció eso y no ocurrió nada". Aquí ocurrió algo muy poderoso y de procesamiento rápido y ellos lo evalúan como que no ocurrió nada. Una persona puede decir, "Sólo comenzaba a pensar acerca de algo más, no pasó nada". O decir, "Comenzaba a pensar sobre algo de mi pasado, no pasó nada". Si simplemente aceptamos sus creencias erróneas de que "nada pasó" y los instruimos para cambiar la dirección del movimiento de los ojos, estamos desperdiciando una oportunidad de educar al paciente acerca de cómo ocurre el procesamiento así como reforzando un noción incorrecta.

Cuándo podemos decir que el paciente está procesando efectivamente?

Algunos pacientes experimentan procesamientos obscuros y/o extraños como visión de colores, relámpagos de luces o imágenes de caricatura. Como hacemos y cómo hacen nuestros pacientes para determinar si este procesamiento es efectivo o no? El mejor modo de averiguar si está ocurriendo un procesamiento útil, es volver al paciente al foco inicial y ver si la imagen se ve o se siente diferente, si el afecto o las sensaciones corporales cambiaron y si se observan cambios en los niveles de SUD. Aunque este suba, el procesamiento está ocurriendo. No necesitamos agitarnos cuando una persona dice que no está ocurriendo nada. Usualmente algo está ocurriendo y necesitamos trasmitir nuestro conocimiento y nuestra confianza al paciente para enseñarle que algo realmente está ocurriendo.

En EMDR comenzamos con la estructura básica, que es el "target" definido por el protocolo. Dentro de esta estructura, cuando se introduce un entretejido cognitivo de cualquier tipo, uno está reduciendo el foco del procesamiento. El entretejido cognitivo aparece para reducir el área del foco del paciente, tanto en términos de información como de función neurológica. Yo pensaría de que esta es la razón de que el procesamiento del paciente de active y comience a moverse. De este modo, podemos conceptualizar el trabajo con entretejidos cognitivos dentro del protocolo total. Con ciertos pacientes es necesario quedarse reduciendo por un largo período de tiempo con una mayor implicación del terapeuta (entretejido cognitivo activo) para lograr que se muevan.

Que es el "Diagnóstico por EMDR?"

EMDR es una herramienta maravillosa. Cuando llega la

información de nuestros pacientes—diciendo cosas que no sabíamos—que no hemos anticipado—esta es información diagnóstica. Si escuchamos el material que aparece, descubrimos muchas cosas que no hubiéramos encontrado—u obtenemos validación o invalidación de nuestras suposiciones. Esta es la razón de que EMDR sea tan valioso como herramienta diagnóstica. En otras palabras—el procesamiento acelerado de la información de EMDR suele poner en evidencia aquí, información inaccesible sobre los procesos mentales y la historia personal del paciente. Esto puede dar rápidamente al terapeuta, una imagen diagnóstica comprehensiva que de otro modo podría no emerger bien en el proceso de tratamiento. EMDR es particularmente útil para diagnosticar desórdenes de ansiedad, condiciones bipolares y afectivas, desórdenes disociativos, síndromes somatoformes y de dolor, caracteropatías, adicciones y codependencia. También para identificar áreas de fortalezas, desarrollos saludables y flexibilidad. Otro abordaje psicológico del yo, es la práctica diagnóstica de los programas de acción para el desarrollo. Este abordaje se caracteriza por identificar lesiones (o bloqueos) y áreas de salud en el desarrollo, separación/individuación, mecanismos de defensa, niveles de ansiedad y funcionamiento del superyó. Otro ejemplo tiene que ver con las sensaciones corporales, ello le dirá muchas cosas. Cuántos de Ustedes han visto ciertos pacientes cuya sensación comienza aquí, se mueve hacia allí, va para allá y finaliza en el mismo lugar. En vez del procesamiento hacia fuera, aunque haya material saliendo—las sensaciones corporales continúan cambiando permanentemente y moviéndose. Han visto que, diagnósticamente uno tiene una sensación de lo que va fluyendo con eso y en qué condiciones diagnósticas. Acertaré si digo que uno lo reconocerá: esto es lo que va con las condiciones de ansiedad. He encontrado casi una correlación de uno a uno entre el cambio continuo de lo corporal y las condiciones de ansiedad, que a menudo son ataques de pánico. A veces uno sabrá que una persona tiene un desorden de pánico y esto será un modo de confirmar el diagnóstico. A veces uno no lo sabe u esto de la indicación de que hay un desorden de pánico subyacente. Cuando se ve el cambio continuo en lo corporal durante el procesamiento, este es el indicador clave que va adjunto.

Por otro lado—si uno tiene una sensación corporal que no

se mueve ni cambia—y quiere estar seguro de que la persona está chequeada médicamente, quiere determinar si esto es algo realmente orgánico, como opuesto a una base emocional. A veces unto tiene una persona que ha tenido úlceras por años y años. Se procesa y en una sesión eso se ha ido! A veces lo procesará y habrá algún cambio y a veces no lo habrá o a veces desaparecerá y volverá un hora más tarde, o un día más tarde o una semana más tarde. Todos son indicadores diagnósticos. Por un lado esto tiene que ver tanto con el hecho de que algo es un problema orgánico y de base psicogénica, como también tiene que ver con la naturaleza de esto, si esto es psicogénico. Hay personas que tienen un procesamiento bloqueado, otra vez, uno está posiblemente muy amenazado por un trauma temprano. Puede venir otro recuerdo y puede activar tal grado de intensa ansiedad que, a cierto nivel, es mejor para ellos permanecer bloqueado, aunque ello sea hecho completamente de un modo inconsciente.

Cuántos de nosotros hemos hecho EMDR con personas en las que el procesamiento y el movimiento han sido enfriados? La persona comienza con 8 y baja a 7.89. Esto es así después de tres sesiones. Este es otro indicador diagnóstico lo que uno generalmente va a encontrar es que está lidiando problemas de tipo caracterológico o con ciertas clases de problemas disociativos, del tipo de que no pueden estallar delante de uno, cuando uno los procesa. Cuando esto se mueve muy lentamente, uno comienza a ver y a evaluar realmente, los aspectos caracterológicos del individuo. Uno ha visto en la historia cómo estos se han desarrollado. Ha visto otras manifestaciones de otra patología del carácter, narcisismo, explosividad, sociopatía, del tipo de proyección externa de las cosas. Este puede ser un indicador diagnóstico o la guía para buscar algunos procesos disociativos que están enterrados debajo y que enlentecen el trabajo.

Qué es el Entretejido Cuestionador?

El "entretejido cuestionador" es una técnica altamente efectiva para manejar las preguntas del paciente así como para formular preguntas no directivas que evoquen más eficientemente las verdades del paciente. Cuantas veces las personas se salen del procesamiento, o salen de un set y dicen "Por qué esto fue así?"

Saldarán y harán una pregunta. Cuando esto ocurre, que hace uno? Lo mejor es decirles "pregúntese a sí mismo y siga con eso" Cuando una persona se pregunta a sí misma sobre algo, es sorprendente cómo encuentran sus propias respuestas y cuando lo hacen se responden — paran y dicen "Sé lo que es". Y usualmente no es lo que nosotros creíamos que era. No somos tan inteligentes como para saber cómo funciona el cerebro humano y en qué lugar de él está la respuesta. Qué parte de su recuerdo está y dónde, cuáles son las asociaciones. A menudo habrá veces que esto vendrá de un modo que no podemos anticipar. A veces es muy útil para nosotros formular una pregunta para que el paciente se haga a sí mismo y la procese. No una pregunta que esté induciendo la respuesta, sino — "pregúntese a sí mismo por qué Ud. Fue de este pensamiento a este otro". "Ud. Mismo por qué hizo esa transición". Son preguntas abiertas no inductoras.

Cuando los pacientes se hacen una pregunta a sí mismos — están activando esto en su cerebro — y entonces el procesamiento sólo acelera el proceso del descubrimiento. He visto sorprendentes, e incluso respuestas sobrecogedoras en este abordaje. Esto también tiene aplicación en el análisis de los sueños. Una persona llega a la sesión con un sueño o recuerda un sueño durante la sesión. Se plantea la pregunta para ser procesada: "Qué significaba el sueño?" A menudo la persona dirá rápidamente "Se lo que es". O lo mismo cuando se traba en las palabras, o cuando una persona, se olvida o se bloquea con algo. "Por qué piensa que se ha bloqueado sobre eso? Pregúntese a sí mismo eso". Esto realmente es un modo adicional de ayudar a hacer aquellas conexiones y usar la estimulación bilateral de un modo tal que si no, no funcionaría o que podría llevar más tiempo.

Las entradas y salidas del protocolo de EMDR

Es absolutamente crucial tener un conocimiento técnico a fondo de EMDR antes de comenzar a modificar la técnica y probar cosas distintas. Es un error comenzar a deambular de aquí para allá antes de conocer y entender realmente los procedimientos básicos y el uso del protocolo, las creencias y demás. Entonces se puede comenzar a usar las habilidades creativas, en términos de traer a EMDR a ubicarse donde no había estado antes y se puede trabajar con personas que de otro modo no responderían enteramente o en algunos casos para nada, a EMDR.

Una de las cosas clave, es que como terapeuta de EMDR, uno llega a conocerse técnicamente a sí mismo. A conocer los ocho pasos y el protocolo de atrás para adelante. Sin embargo, mucha gente sale del entrenamiento de EMDR y temen usar EMDR, en vez de sentirse más libres para usarlo. Aquí es donde más los animo para usarlo ellos mismo, para probar, para usar su experiencia clínica. Todos tienen un monto de experiencia personal antes de venir a EMDR. Usen su experiencia personal. Tenemos demasiado que ofrecer y si conocemos nuestro propio material y trabajamos con la estructura básica, podemos partir desde allí.

Lo que uno hace es que la persona mantenga en la mente la imagen del trauma así como algunos pensamientos negativos distorsionados a partir de eso, tales como "Yo fui responsable" o "Estoy desamparado", al mismo tiempo que mantienen sus emociones y donde sea que sientan esas emociones en su cuerpo, todo junto. Mientras hacen esto, usen la estimulación bilateral, que puede ser hecha en una variedad de modos, como veremos. La persona asocia libremente a partir de ese punto. Donde sea que vaya su mente, allí van ellos. Esto activa realmente el proceso en el cerebro y los pensamientos van yendo por los senderos neuronales. Esto es genial porque ayuda a la gente a darse cuenta de que no están más en peligro, que no fueron responsables, o a librarse a sí mismos de la ansiedad y de otras emociones negativas que acompañan al trauma.

En el entrenamiento de EMDR se enseña que el protocolo está completo cuando el nivel de SUD ha bajado a 0 o 1. Sin embargo, detener prematuramente los sets puede dejar áreas importantes sin explorar, o niveles de perturbación sin resolver. Mi experiencia indica que esto es válido en los tratamientos extendidos, donde cada bajada de un punto representa el tendido de un puente sobre un ancho abismo. El paso final de 9ª 0 en el protocolo puede suponer el gran desafío para el cliente y es esencial para la verdadera resolución. Por lo tanto, la significación de esa diferencia debe ser cuidadosamente evaluada sobre un caso específico antes de continuar con el paso siguiente.

Otro abordaje técnico innovador es volver repetidamente al "target". Ello puede facilitar la superación de impasses o la aceleración de la actividad lenta Seguido de cada set de movimiento de los ojos, se brinda la oportunidad habitual para la reflexión. Se la pide al paciente que vuelva a la imagen y la cognición negativa aunque el procesamiento se haya resumido. Mi observación es que 4 a 6 veces de retorno al "target" suele servir como un cambio de ritmo que efectivamente reactiva un flujo significativo de asociaciones.

Aunque EMDR es un proceso altamente centrado en el cliente, el terapeuta debe entender cuándo insistir o cuándo surgen temas de importancia técnica. En esas situaciones es esencial un proceso educacional profundo para guiar y fortalecer al paciente. Ello incluye la evaluación del aprestamiento para la terminación del tratamiento. Además, antes de terminar un tratamiento, recomiendo reevaluar brevemente todos los protocolos previamente completados para determinar si permanecen reprocesados totalmente. Cualquier target son SUD sobre 0 o VOC debajo de 7 pueden ser reprocesados a un punto de resolución total. Cuando todos los temas previos han permanecidos totalmente resueltos, se producen las conversaciones de la finalización de la terapia. Los clínicos de EMDR no deben presuponer que las habilidades del paciente para la integración emocional, para la eliminación de síntomas y un nivel de funcionamiento mejorado, son suficientes criterios para la terminación de las sesiones. El aspecto esencial en el tratamiento es la relación en sí misma. Este contexto sanador existe aparte de los objetivos definidos del proceso. El momento de la separación de este vínculo humano debe ser mutuamente negociado y manejado con sensibilidad. La experiencia correctora de determinar la conclusión de la terapia, es requerida y es merecida por las personas que han sufrido la pérdida total de elección y el control, en sus historia de trauma severo.

En dos categorías diagnósticas en particular: la gente con desórdenes del carácter o de la personalidad y con desórdenes disociativos, especialmente con alters totalmente desarrollados, nos tomará un largo tiempo trabajar el primer protocolo. Puede llevar no sólo semanas, sino a menudo tres, a veces cuatro o seis meses. Lo que ocurrirá es que presumamos que no está funcionando y dejemos EMDR o que digamos que este protocolo no funciona y veamos por otro protocolo. A medida que uno a viendo el procesamiento, no importa cuán lentamente vaya bajando el nivel de SUD. Este es el modo en que uno puede obtener una gran ayuda y aún una total resolución con alguien de ese nivel de patología temprana repetida. Por supuesto que básicamente, los desórdenes disociativos y los desórdenes del carácter no son diagnósticos puros, sino que uno verá elementos de ambos mezclados en uno solo.

La gente con desórdenes disociativos, han tenido estos traumas tempranos repetidamente, usualmente abuso sexual o físico. Como esto llega a niveles que suelen ser preverbales, se mueven muy, muy lentamente. Por supuesto que con personas con personas con desórdenes disociativos, uno debe establecer un programa total para asegurase de que ellos tienen la clase de red de sostén que necesitan. Si uno se queda con el primer protocolo, y esto es muy importante, es un tema técnico, cuando vuelve, la próxima vez que se hace el protocolo, se vuelve atrás. Uno le die a la persona "si Ud. Vuelve a la imagen, cómo se ve para Ud. ahora?" y la persona dice, "No quiero trabajar sobre esto; estoy en un lugar completamente distinto. Me sucedieron todas estas cosas y quiero trabajar sobre esto, quiero hacer un protocolo sobre esto." Esto es un error técnico y se salteará un circuito que es la oportunidad para una persona de obtener una resolución enorme si salimos del protocolo antes de que sea resuelto. Recuerden, nos quedamos en un protocolo has que sea resuelto. No importa si es un minuto, una sesión, dos sesiones, veinte sesiones o cien, a menos que haya un defecto en el protocolo. El defecto podría ser la elección de target o especialmente de la cognición negativa. Hay que ver si se trata realmente de una elección pobre o una cognición negativa no trabajable.

Permanecer en el protocolo significa volver al foco, donde sea que uno esté ahora, es como el tren que sigue en movimiento. Si uno permanece con esto una y otra vez, con personas con patologías del carácter y con personas con desórdenes disociativos, ha sido mi experiencia de que es posible bajar el SUD a 0. A menudo ir de 2 o 1 hasta 0, especialmente con el primer protocolo, es lo más difícil. Se nos ha dicho en los entrenamientos que está bien obtener 1 o 0. Está establecido generalmente que si es un 1 ecológico, significa que hay alguna razón por la que no se puede ir más allá. A menudo tenemos una sensación de que podemos quedarnos en 1. A menudo la diferencia entre 1 y 0 es como entre 10 y 0. Esta última parte puede ser un abismo aunque se piense que es sólo un paso. Cuando alguien con esta clase de historia largamente traumática obtiene un 0, le es posible obtener una clase de libertad que nunca tuvo. Entonces uno está en la posición de ir al próximo protocolo y obtener un tipo de movimiento que antes no hubiera sido posible. Es absolutamente crucial bajarlo. Cuando uno va al protocolo siguiente, si el primero llevó seis meses, éste tomará 5 meses o 4 o 3 para trabajarlo. Llegado a ese punto, uno ya ha visto cuán lentamente procesa una persona. Hemos aprendido de algún modo, a aceptarlo.

Después de un tiempo las personas comenzarán a ir a través de un protocolo mientras se desarrollan las fuerzas del yo. Mientras se mueven a lo largo de las líneas del desarrollo, se mueven también diagnósticamente a una categoría diferente y pueden comenzar a procesar de modo diferente. Es algo realmente excitante cuando alguien con un desorden disociativo o un desorden del carácter, dice "me siento como si casi estuviera listo para terminar". Cuando podemos obtener una resolución con las personas, allí donde en el pasado se suponía que se podía ayudar más allá de cierto punto. El hecho de que uno pueda obtener una resolución total es una experiencia realmente fenomenal. He tenido esta experiencia con 4 o 5 clientes con los que he trabajado.

Trauma ocupacional: tratamiento de maquinistas de trenes con EMDR

Hay un fenómeno internacional que es mayor en algunas áreas que en otras, pero los maquinistas de trenes sufren de TEP (Trastorno de Estrés Postraumático) ocupacional. Saben de dónde suele venir esto? De los suicidas que se tiran debajo del tren, de las colisiones con peatones, algunos de los cuales son niños, algunos son descuidados, algunos ebrios o alguien psicótico que además choca con vehículos a motor. Cuando una persona va a cometer suicidio bajo el tren, caminará sobre los rieles, se arrodillará sobre ellos y luego hará contacto visual con el maquinista—que resulta una de las últimas imágenes; también, por supuesto está el sonido del impacto cuando se tiran debajo del tren y hay olores asociados a ello. Frecuentemente los peatones o los vehículos a motor saltan la barrera—al tiempo que se caen y la gente trata de golpear o correr—a veces con consecuencias desastrosas.

Este es un fenómeno que ellos enfrentan cada vez que salen en el tren. Algunos de ellos han vivido este tipo de incidentes unas cinco o seis veces. Así es como los maquinistas son la población con altos porcentajes de TEP agudo o crónico. Son las víctimas olvidadas cuya vida emocional, física y familiar suele estar perjudicada cuando no arruinada. Esta es una tragedia con un remedio—he tratado más de 60 maquinistas con una resolución total de todos los síntomas en 1 a 3 sesiones extendidas.

Cuán pronto después del incidente traumático, se puede usar EMDR?

Pregunta: cree que hay algún problema para hacer un EMDR mini focalizado con alguien, en el mismo día del accidente? Tuve toda una familia que estaba en una necesidad desesperada y me preguntaba cuál era la palabra oficial. Sé que cuando hay un trauma reciente no está consolidado y se necesitan chequear muchos más fragmento. Sin embargo, cuando uno tiene un niño que dice que no puede cerrar sus ojos sin tener "flashbacks", es muy tentador darles una ayuda.

Respuesta: Uno de los malentendidos alrededor de EMDR es que hay que esperar para hacer EMDR después de un evento traumático. Lleva tiempo realmente, la consolidación de la experiencia, aunque que en cada persona es diferente. Podría ser cruel privar a este niño, por ejemplo, de un posible alivio. La videocinta puede ir naturalmente hacia delante o uno puede tener que moverla un cuadro por vez hasta que comience andar. Una vez que la hace andar, hay que chequear por las partes no procesadas, especialmente sonidos, olores y experiencias táctiles. Luego se pasa la videocinta, primero hacia adelante, luego hacia atrás. Se comienza con movimientos de los ojos lentos, los de arriba hacia abajo son más tranquilizadores hasta que el paciente esté listo para cerrar sus ojos, luego se mueve el sonido.

Proceso grabado de una sesión de tres horas con un maquinista de trenes, por un incidente ocurrido dos días antes, así como tres accidentes previos.

Con este material de un caso se examinará el tratamiento de EMDR, en una sesión extendida, de un maquinista que sufre de TEP agudo y crónico como resultado de la implicación en cuatro incidentes fatales (todos suicidios frente a su tren) y el atestiguamiento de otro suicidio. Además, en 1991 su tren chocó con un remolque de tractor parado sobre las vías que cargaba una pieza de 100 toneladas de equipamiento hidráulico. El primer incidente ocurrió en 1983. Esta sesión fue realizada dos días después del accidente más reciente. La duración de la sesión fue de tres horas, incluyendo la toma de una historia extensa, el tratamiento de EMDR y el interrogatorio posterior.

T: (terapeuta) Cuénteme lo que pasó el viernes.

M: (maquinista) Mientras dejaba la estación a las 4:50 a.m., una milla al oeste de XX, observé un hombre joven sentado en el tercer carril. Inmediatamente apagué el horno y apliqué el freno de emergencia. El joven no hizo ninguna reacción. Yo aparté la vista, como es característico en los maquinistas, de modo de no ver el impacto. No escuché ruido de impacto porque estaba conduciendo una máquina diesel de nariz larga. El tren pasó finalmente y el conductor llamó preguntando si estaba pasando algo. Yo indiqué que así era y entonces vino y llamó al guarda. El conductor y el encargado de los frenos fueron hasta atrás y vieron que el cuerpo estaba chocado al costado. Dos policías llegaron al tren; volvieron a chequear y hablaron con el guarda, quien preguntó "necesita una ambulancia?" y ellos respondieron "negativo" (la víctima estaba muerta). Me senté y esperé tres horas con un tren lleno de pasajeros, lo cual se me hizo muy incómodo, esperando para que llegara la policía del área. Finalmente un supervisor llegó allí a las 7 a.m. Me bajé del tren y él me hizo muchas preguntas y tomó notas. Al principio me pidió que continuara conduciendo el tren, pero yo le dije "No quiero hacerme cargo de esto" No me sentía competente. Caminé hasta el puente por la autopista y vi la escena del crimen. La gente estaba sacando fotos del cuerpo y luego lo levantaron y lo dieron vuelta.

T: Cómo se sintió en ese momento?

M: Me sentí enojado con la víctima (pausa). Entonces un vino un hombre de la patrulla y me llevó hasta el auto de la policía. Como el terreno era muy escarpado, yo estaba más preocupado por la seguridad del policía. Nos sentamos en el auto esperando por la gente de homicidios y de la morgue aparecieran. Ellos vinieron, envolvieron el cuerpo y se lo llevaron. Luego el oficial me llevó hasta la estación donde esperé una media hora el tren. A causa del accidente, el servicio estaba todavía demorado, de modo que tomé el colectivo y fui a casa.

T: Cómo estaba cuando se fue a dormir?

M: No tuve problemas en quedarme dormido. Estaba exhausto después de todo el día. Me desperté con un fuerte calambre en mi pierna izquierda y con un "flashback" de estar aproximándome al cuerpo. No podía dejar de pensar en si yo hubiera podido hacer algo más rápido. (M. reflexionaba sobre un incidente del año 1998). Desearía que esa gente pudiera ver cómo lucen después del accidente. Quizás lo pensarían dos veces antes de tirarse debajo de un tren. Yo estaba volviendo del este de HH. Y me aproximaba a una persona que estaba cerca de las vías. El miró hacia el tren, me miró a los ojos, y caminó sobre las vías. Tiré del freno de emergencia y toqué la bocina. Escuché el impacto y vi pedazos de hueso, y carne volando por el aire. Cuando paramos, el frente de la máquina estaba cubierto con sangre y un sombrero tejido marrón rojizo (de la víctima) estaba enganchado en la parrilla. No podía creer que después de todo, el sombrero estuviera pegado en el frente. Me sentí apenado por los tipos que iban a tener que limpiar el frente de la máquina.

El peor fue en 1998 en HH. Choqué con un remolque de tractor que cargaba una excavadora hidráulica de unas 100 toneladas. Había un montículo en el cruce y el remolque quedó enganchado en las vías. Para hacerla peor, yo tenía un campo de vista estrecho de unos 1500 pies, más allá del cruce. Vi dos hombres caminando hacia el centro del cruce y fue entonces que vi el remolque atascado en las vías. Para peor era tarde. Tuve la sensación de lo que iba a ocurrir y me di vuelta, me agaché, y agarré de una reja para asegurarme yo. Entonces llegó el impacto con un ruido horrendo. El humo llenó la cabina y vi a mi derecha el relámpago de una chispa que inmediatamente se hizo llamas. Un pedazo del tercer riel penetró en el tanque de combustible bajo la máquina, vino a través del piso y chocó contra el bloque de la máquina, y causó el fuego. El pensamiento relámpago a través de mi cabeza en una milésima de segundo fue que me iba a quemar vivo. El tren continuó andando por unos doscientos pies. Parecía eterno, como si unos pocos segundos fueran congelados en el tiempo, por horas. Un sonido de chirridos seguido por un golpe en el centro de las ruedas desgarró la máquina. Oía cosas que rebotaban contra la máquina. Justo cuando pensaba que el tren se iba a detener, las ventanas comenzaron a vibrar rechinando con un ruido terrible. El tren viró totalmente en 180 grados y luego so volvió sobre ese lado. Yo estaba atrapado adentro, podía respirar apenas y estaba aterrorizado de ser quemado vivo. Cuando fui darle una patada a una ventanilla, miré hacia abajo y descubrí que no tenía los zapatos en mis pies. El impacto me los había volado. Todo parecía como eterno hasta que un tipo rompió una ventana y me sacó afuera. Cuando salí estaba totalmente negro. La gente venía corriendo y luego vinieron la policía y los bomberos. Me pusieron en un coche de emergencias y me llevaron al hospital. Para peor mi esposa vio todo por TV y se dio cuenta de que era mi tren. Creyó que yo seguramente había muerto hasta que le llegó una llamada de la policía. Tres días después del accidente comencé a tener dolores de cabeza que continuaron hasta ahora. El neurólogo me dijo que se me irían en un par de semanas y luego dijo que en meses pero ahora él me dice que cree que es nervioso.

T: Cuénteme de sus dolores de cabeza

M: Me duele en el medio de la frente. A veces los dolores son ligeros, a veces más fuertes. Son muy incómodos. Los sufro casi todos los días. A veces dos o tres veces en un día (pausa). Paso por el lugar del accidente tres o cuatro veces por día. Cada vez que lo hago tengo un "flashback". De hecho cada vez que paso por cualquier lugar de accidente, tengo un "flashback". Cada detalle vuelve a mí en un instante. Otro incidente fue el de PP. Parece que surgen problemas bastante seguido allí. Hay un cruce cerca del final de la estación seguido de una luz de tránsito que se parece al lugar de Chicago donde ellos tuvieron el desagradable accidente del colectivo escolar. Han tenido cinco o seis accidentes fatales en el último año. Bueno, un tipo de unos veinte años saltó de mi tren que estaba entrando en el límite este en ese momento. Caminó a través de las vías sin volverse para mirar si venía miré hacia atrás lo vi cayéndose en las vías frente a mí. Puedo ver esa imagen ahora como si recién hubiera ocurrido.

Fui llamado como testigo en un tribunal de Manhattan. Coincidentemente, corrí hacia su madre y su padre fuera de la sala del tribunal. No sabía quienes era pero de algún modo el padre miró hacia mí con odio. Al principio me puse mal pero cuando supe quienes eran, me sentí empático. Al escucharlos, me senté directamente enfrente, encarando a la madre de la víctima mientras esos malditos abogados me hicieron revisar cada uno de los detalles del accidente una y otra vez durante tres horas. Mirarla a la cara todo tiempo fue una pesadilla que no puedo olvidar. Todo el tiempo que yo estuve sentado allí durante el procedimiento, tuve este dolor afilado en mi cuerpo, como si una flecha estuviera clavada en mi espalda y atravesara mi pecho.

El maquinista informó tres accidentes más que ocurrieron en los años 80, también con gran detalle.

El siguiente es el proceso del tratamiento de EMDR realizado el día domingo, dos días después del accidente más reciente.

T: Qué imagen representa el peor aspecto del incidente?

M: (imagen) Verlo a él sentado en el tercer riel y no respondiendo al sonido de mi tren.

T: Qué creencia negativa, distorsionada sobre sí mismo, va con esta imagen?

M: (Creencia Negativa) Soy responsable.

T: Qué sentimientos le viene cuando Ud. ve esa imagen y piensa en esa creencia negativa?

M: (Afecto) Culpa — tristeza.

T: Qué nivel de perturbación le producen esos sentimientos, siendo diez lo peor y 0 neutral?

M: 10 y más.

T: Dónde siente Ud. ese 10 y más en su cuerpo ahora?

M: (Sensación corporal) Aquí en mi pecho.

T: (Creencia positiva) Cuando Ud. trae la imagen, qué le gustaría creer sobre sí mismo?

M: Que hice todo lo posible.

T: En una escala de uno a siete, donde uno es totalmente falso y siete es completamente verdadero, cuán verdadera siente la afirmación "hice todo lo posible", ahora?

M: Dos

T: (Uso del CD *BioLateral*) Quiero que tenga la imagen junto con la creencia "Soy responsable", y sus emociones y la sensación en su pecho y simplemente observe donde va desde allí.

M: (Set de 60 segundo) Sigo pensando en el accidente

T: Siga con eso

M: (Set de 60 segundos) Pienso en mi perro acostado sobre el piso mirándome con un ojo.

T: Siga con eso

M: (Set de 60 segundos) Pienso que camino por la playa en la mañana con mi perro como usualmente lo hago con él.

T: Siga con eso

M: (Set de 60 segundos) Sigo caminado con el perro por la playa.

T: (Preguntándose qué nivel de desensibilización habría logrado) Si trae la imagen con la que comenzó, como la ve y la siente ahora?

M: Sólo la veo. No siento nada.

T: Si junta la imagen con la creencia "Soy responsable", qué nivel de perturbación tiene ahora?

M: Cinco

T: Siga con lo que le hace dar un cinco.

M: (Set de 60 segundos) Mi hijo viene a casa desde la ciudad y pienso en la boda que tuvimos la semana pasada y qué bien lo pasamos.

T: Siga con eso.

M: (Set de 60 segundos) Mis parientes fueron a la boda y yo no los veía desde hacía mucho tiempo. Estaba pensando cómo disfrutamos de estar juntos.

T: Siga con eso.

M: (Set de 60 segundos) Estaba pensando cuando fuimos a ver una serie de autos. Fuimos a Daytona y los vimos practicando para las 500 millas.

T: Siga con eso.

M: (Set de 90 segundos) Otra vez pensaba en las carreras. No he visto ninguna desde hace dos semanas. La Copa Winston está en TV hoy y voy a ver sí puedo verla.

T: Siga con eso.

M: (Set de 120 segundos) Yo colecciono autitos y camioncitos Matchbox.

T: Si Ud. trae la imagen, cómo la ve y la siente ahora?

M: Parece un poco más difusa sin ningún sentimiento. Parece una imagen distante.

T: Si pone la imagen junto con la creencia "Soy responsable", qué nivel de perturbación tiene ahora?

M: Cero

T: Siga con eso.

M: (Set de 60 segundos) Estoy pensando en un Chrysler con costados de madera. Un convertible 46 donde los costados de madera realmente estaban.

T: Si Ud. pone esa imagen junto con la creencia "Soy responsable", qué nivel de perturbación tiene ahora?

M: No hay nada allí. La imagen se fue.

T: La creencia positiva "Hice todo lo que pude", aún parece la mejor creencia positiva para Ud., para trabajar con ella ahora?

M: Sí.

T: Si pone todo junto: lo que quedó de la imagen y la creencia "Hice todo lo que pude", cuán verdadero lo siente en una escala de uno a siete, siendo uno totalmente falso y siete completamente verdadero?

M: Seis

T: Por qué no siete?

M: Me siento un poquito inseguro.

T: Siga con eso.

M: (Set de 60 segundos) Repasé todo el incidente desde el principio hasta el final y no pude encontrar nada que haya hecho que esté mal.

T: Cuán verdadero se siente "Hice todo lo que pude", en una escala de uno a siete?

M: Siete. No tengo duda, la imagen se fue. El incidente está en el pasado y no tengo ansiedad sobre él.

T: (La instalación final) Siga con eso.

M: Lo mismo.

(En 35 minutos el trauma de dos días atrás fue completamente procesado. El maquinista decidió entonces trabajar con el incidente en el que su máquina chocó con remolque de tractor.)

T: Qué imagen representa para Ud. el peor aspecto del incidente, ahora?

M: (Imagen) La imagen y el sonido del impacto, el humo y las llamas.

T: Cuál es la creencia negativa, distorsionada, sobre Ud. mismo, que va con esta imagen ahora?

M: (Creencia Negativa) "Podría haber reaccionado antes y no estaría a punto de morir"

T: Qué sentimientos le viene ahora cuando trae la imagen y piensa en la creencia negativa?

M: (Afecto) Terror.

T: Qué nivel de perturbación le producen esos sentimientos siendo diez lo peor y cero lo neutral?

M: 10

T: Dónde siente ese 10 en su cuerpo ahora?

M: En mi estómago (se escucha el ruido)

T: Cuando Ud. trae la imagen, qué le gustaría creer sobre Ud. mismo?

M: "Hice lo mejor que pude y estoy a salvo ahora"

T: En una escala de uno a siete, siendo uno totalmente falso y siete completamente verdadero, cuán verdadera siente la afirmación "Hice lo mejor que pude y estoy a salvo ahora?"

M: Tres

T: Quiero que tenga la imagen junto con la creencia "Podría haber reaccionado antes y no estaría a punto de morir", y sus emociones y la sensación en su estómago y simplemente vea dónde va desde allí.

M: (Set de 120 segundos) Veo y escucho la imagen y el sonido del impacto y el humo y las llamas. Me estoy alejando de eso y no hay dónde ir. El tren va lento y finalmente para. Quise patear una ventana para que salga el humo pero miro para abajo y veo que no tengo zapatos. No puedo llegar has la puerta o abrir una ventana. Finalmente alguien de afuera abre una ventana y salí.

T: Siga con eso.

M: (Set de 180 segundos) Puedo revivir mejor la próxima parte de la escena. La gente corría alrededor para ayudar.

T: Siga con eso.

M: (Set de 180 segundos) después de eso vino algo sobre mi hija y mi esposa que vinieron al hospital a buscarme. Mi esposa vio todo por TV. Ella no sabía qué hacer y se puso a lavar los platos.

T: Siga con eso.

M: (Set de 120 segundos) Un par de años más tarde tuve que ir a un tribunal. Había 18 abogados y 13 me interrogaron durante tres días. Hubieras preferido otro accidente antes que eso.

T: Vaya donde eso lleve.

M: Sé dónde me lleva eso. Odio a los abogados (et de 120 segundos) Esto contento de que todo ya haya pasado—los procedimientos legales.

T: Puede sentir también que el trauma emocional ya ha pasado?

M: Creo que sí.

T: Siga con eso.

M: (Set de 120 segundos) Se ha ido mucho de eso—estaba pensando sobre mi hijo. *******

T: Si trae la imagen y le sonido del impacto y el humo y las llamas, qué viene ahora?

M: Nada. La imagen y el sonido se han ido. Trato de verlos y no puedo. Es extraño porque me acostumbré a verlos y escucharlos muchas veces por día, especialmente en mis sueños. Se terminó. Está en el pasado.

T: Si Ud. pone todo junto con la creencia "Podría haber reaccionado ante y no estará a punto de morir" en qué nivel de perturbación se siente ahora?

M: 0

T: (Set de 120 segundos) Es vago y está en el pasado. Ya no me perturba más.

T: Siga con eso.

M: No me viene nada.

T: En una escala de uno a siete, siendo uno totalmente falso y siete completamente verdadero, cuán verdadera siente la afirmación "Hice lo mejor que pude y estoy a salvo ahora"?

M: 7

T: Siga con eso.

M: (Set de 60 segundos) Se terminó. Puedo sentirme a salvo ahora.

T: Siga con eso.

M: (Set de 60 segundos) Lo mismo.

El procesamiento de esto protocolo, el más perturbar de todos los incidentes por la descripción del cliente, fue cumplimentado en quince minutos. Procesamos todas las situaciones remanentes del trauma, cada una requirió no más de cinco minutos en lograr una desensibilización total y su reprocesamiento.

Mientras la sesión se acercaba al cierre, le pregunté al maquinista qué pensaba de la experiencia, a lo cual él replicó, "Bien. No puedo recordar cuando me había sentido así en paz. Ahora puedo seguir con mi vida. Gracias." Vi a este hombre la semana siguiente y me dijo que no hubo evidencia de perturbación de ninguno de sus múltiples traumas. Tuvo un dolor de cabeza leve al principio de la semana sin incidencias posteriores desde entonces.

Existen entretejidos cognitivos avanzados de EMDR para tratar casos complejos?

Sí, sin embargo es necesario expandir la práctica de EMDR con pacientes complejos que responden menos exitosamente al tratamiento tradicional de EMDR. Ellos pueden presentar patologías del carácter, manifestaciones disociativas u otra sintomatología de mucho tiempo aparentemente intratables o aquellos que se presentan como no respondiendo, que responden mínimamente o que tienen respuestas negativas a EMDR. La teoría y práctica de EMDR debe ser integrada con los principios clínicos de la psicoterapia del desarrollo. Esta integración se acopla con técnicas innovadoras de tratamiento y permite a los practicantes de EMDR manejar comprehensivamente las lesiones del desarrollo, que son los factores fundacionales causales encontrados en esto pacientes. El desarrollo humano y sus vicisitudes serán conceptualizados como una serie de pequeños "t" traumas, con disociación, como un organizador del desarrollo, así como sus secuelas.

Existen modos de hacer el trabajo de EMDR, con personas que responden menos o que no responden?

Hay opiniones divergentes sobre quien puede o no ser tratado con EMDR. Aunque el tratamiento del trauma agudo tiende a resolverse rápidamente, otro porcentaje significativo de clientes presenta situaciones más complejas. A menudo hay personas cuyas historias, síntomas y conductas resultan en su presentación en la sesión, como no respondiendo a los protocolos y procedimientos tradicionales de EMDR. Mi argumento es que la mayoría de la gente puede ser ayudada con EMDR. Ello puede implicar un EMDR a largo plazo, usando una atención especial a la formación de una alianza para el tratamiento, a la modificación e integración de técnicas y una habilidad y buena disposición de innovar en el abordaje de EMDR con un caso específico. Hace falta darle especial atención al desarrollo de la personalidad, particularmente en relación al fenómeno de la disociación. Esta debe ser conceptualizada como un espectro que va desde la fractura primitiva por un lado, has la existencia normal de discretos estados del yo, por el otro. El abordaje técnico para trabajar con los procesos disociativos se describe con o la localización, el llamado y el mapeo de los estados del yo separados u objetos internalizados., así como la resolución de los conflictos internos por medio de la promoción de la interacción cooperativa e integradora entre los estados del yo. La práctica diagnóstica de los programas de acción para el desarrollo, está caracterizada por la identificación de las lesiones (o bloqueados) y las áreas de salud sobre las líneas desarrolladas de separación/individuación, mecanismos de defensa, nivel de ansiedad y funcionamiento de superyó.

Además, el uso de estimulación bilateral auditiva o táctil tiene ventaja sobre el movimiento de los ojos, particularmente en relación al procesamiento con los ojos cerrados, los sets son más extensos, cuando el paciente está educado sobre cuándo interrumpir los sets, manteniendo la estimulación derecha/izquierda entre los sets. Y también el uso de cassettes y CD entre las sesiones para el control de los síntomas, la relajación y el insomnio.

Capítulo Dos – Estados del Yo

Qué es el trabajo de EMDR sobre los Estados del Yo o de los Alteres Separados?

Esto se refiere a un nuevo giro de EMDR sobre ciertas ideas que han existidos en otros campos clínicos del pensamiento. El abordaje de EMDR puede ser usado para construir la fuerza y la estabilidad en nuestros pacientes así como para reducir su dolor y conflicto interno discapacitante. Suele decirse que el concepto de los estados del yo pertenece primariamente, a la personalidad defensiva fracturada que se encuentra en los pacientes con desorden discociativo de la identidad. Sin embargo, la disociación puede ser conceptualizada como un proceso desarrollado y adaptado que se encuentra en todas las personas. Esto puede ilustrarse pensando en las situaciones donde nos decimos a nosotros mismos: "por qué hiciste esto?" o "cómo pude ser tan estúpido?" Esta voz emana de esa voz ligeramente disociada del yo crítico que todos tenemos. Desde la base teórica de las relaciones de objeto (edith Jacobson y col.) todos nosotros internalizamos inconscientemente representaciones de las personas significativas en nuestros años tempranos del desarrollo, las cuales existen como introyecciones de partes de objetos dentro de nosotros mismos. También formamos representaciones de nosotros mismos desde muy temprana edad. La interacción entre estas introyecciones es lo que habitualmente se denomina relaciones de objeto. Mientras nos desarrollamos, más objetos maduros se desarrollan mientras los más viejos tienden a permanecer congelados en el tiempo. En la adultez, existe una cantidad de objetos internalizados, a los cuales acudiré para referirme a los estados del yo.

Mi creencia es que la mayoría de lo que experimentamos es interno y es un resultado de los conflictos, alianzas y resoluciones de estos estados del yo. De acuerdo a esto, nuestra creencia sobre cómo sentimos, está basada sobre los eventos de nuestras vidas, en la auto-decepción (necesaria hasta cierto punto). Shakespeare fue diagnósticamente correcto cuando escribió "La culpa no está en nuestras estrellas, sino en nosotros mismos". No es un tema de culpa sino simplemente una evaluación exacta de nuestros verdaderos lugares de control emocional. El mundo exterior, los eventos que enfrentamos y la gente que encontramos, sirven más como desencadenantes de nuestra experiencia interna que como factores causales. El concepto de transferencia es básicamente la proyección de un estado del yo interno sobre otro o tal como es inducido en el tratamiento, sobre el terapeuta. Trabajar directamente con estos estados del yo internos excluye la necesidad del uso de la transferencia, de algún modo inexacta, para que estos estados queden expuestos. Mientras reciben la estimulación bilateral de EMDR, se facilita enormemente la elucidación y manipulación (de un modo constructivo) de los estados internos. Podemos ver cómo los estados del yo internos son metamorfoseados e integrados a través del procesamiento del protocolo básico. Sin embargo, se necesita un acceso más directo con los pacientes con mayores dificultades, de lento movimiento y propensos al bloqueo.

Cómo se obtiene el acceso a los distintos Estados del Yo?

A continuación se describe una técnica (derivada de muchos y diferentes conceptos y orientaciones) para elicitar y trabajar con los estados del yo del paciente vulnerable. Primero se determina el nivel de Disociación a través del DES. El aspecto clave para entender, manejar y sustentar con el paciente es que, la pérdida del contacto con aspectos del yo, refleja una reacción auto protectora, y que es bueno protegerse a sí mismo. También otras explicaciones de cómo los modos de auto protección que desarrollamos en la niñez, fueron lo mejor que pudimos hacer en ese momento de nuestro estado inmaduro para enfrentar situaciones y sentimientos que sentimos desbordantes para nosotros. Y cómo cuando adultos, desarrollamos la capacidad de protegernos a nosotros mismo de modos que son más efectivos y que no nos roban nuestro contacto con nuestros estados del yo emocionales.

Nos referiremos a la técnica siguiente como "el llamado a que salgan los aspectos del yo". Se le explica al paciente que todas las personas tienen diferentes aspectos a los que llamaremos aspectos separados. Se les asegura que ello no significa que uno cree que ellos tienen un Desorden de Personalidad Múltiple. Para ilustrarlo, se le pregunta si alguna vez se ha escuchado a sí mismo decirse "por qué hice esto?" O "cómo pude ser tan estúpido?" Esto se usa como una ilustración de la voz del yo crítico y avergonzante. (Parentalmente, la cognición negativa es simplemente la voz de esos estados del yo negativos). Luego la técnica implica establecer imágenes mentales que fortalecen la emergencia de esos estados del yo. Se le pregunta al paciente si querría trabajar con la imagen de estar en un claro de un bosque o en un cuarto seguro con un número de puertas (la gente de negocios suele elegir un cuarto de conferencias) o un teatro vacío. Este abordaje puede tanto ser aplicado proyectivamente, con alguna dirección o una combinación de los dos. En el primero se instruye al paciente de que él escucha susurros en el bosque o pasos fuera de la oficina y sospecha que es una de sus partes. Se le pide que lo llame para entrar y que le haga saber a uno cuando haya aparecido.

Qué se hace después?

Pedirle al paciente que observe y defina ese aspecto del yo. Qué edad tiene? Cómo luce? Qué tiene puesto? Qué expresiones hay en su cara y en su postura? Cuál es su nombre? Luego se va llamado para que salgan los otros aspectos del yo. El abordaje más directivo es instruir al paciente para llamar a su aspecto del yo crítico o auto agresivo. Luego se llama a su aspecto del yo víctima o atacado. Los aspectos del yo niños, inseguros, enojados o peleadores, adultos competentes, paternales, sanadores, etc., son imágenes muy provechosas para traer. Los aspectos del yo pueden ser dirigidos para interactuar en un modo directivo o no-directivo para la comunicación, negociación, cooperación y sanación mutuas.

Cómo tratar con los aspectos del yo auto agresivos?

Me gusta comenzar con la idea de que cada aspecto del yo es igualmente valioso (exactamente como un brazo o una pierna) como una parte de todo el yo valioso y el objetivo es no echarlo o sacarlo quirúrgicamente aunque sea un aspecto abusivo. Subrayo que el aspecto del yo agresivo o denigrante está sufriendo, y suele sentirse no reconocido, impotente y sin voz. Lo primero es tener en cuenta las necesidades de esos aspectos del yo como uno haría con un niño disruptivo que no es malo pero que obviamente necesita ayuda. Hay que guiar tanto al aspecto del yo anfitrión o a uno de los otros a preguntar al aspecto agresivo por qué está sufriendo y darle una voz que debe ser escuchada. El sanar los aspectos del yo agresivos, o introyectados, llevará a menudo a una reducción del auto abuso y a un menor conflicto interno. Entonces será más factible proceder con la sanación del aspecto del yo víctima o del aspecto del yo niño. A veces se produce una negociación verbal de dar y tomar recíprocamente, entre los aspectos del yo atacantes y atacados, donde cada establece lo que necesita y qué están tratando de ofrecer al otro para tener satisfechas esas necesidades. Si hace qué falta un mediador, se usa uno de los otros estados del yo o se llama a un estado del yo mediador. A menudo el agresivo terminará usando su poder para proteger al estado del yo víctima si éste acuerda en arreglárselas más por sí mismo. El estado del yo víctima suele proveer la sensibilidad o empatía de la que el agresivo carece. En el caso de este paciente bloqueado, uno puede llamar a los aspectos del yo que están bloqueando el procesamiento y preguntarles por qué necesitan hacer esto. Negociar y trabajar con su sanación y la posibilidad de que el procesamiento pueda continuar.

Cómo hace la reintegración de los aspectos del yo antes del final de la sesión?

El cierre de este ejercicio debe ser hecho guiando al paciente en la visualización de los aspectos del yo tomados de las manos y diciendo su plegaria, poema o meditación sanadora favorita. Se están listos, pueden ser guiados a mezclarse lentamente uno dentro del otro. Este ejercicio es también mejor hecho dentro de la estructura del protocolo de EMDR. Cuando uno retorna al protocolo después de la incorporación de este método, encontrará a menudo que ha ocurrido un movimiento substancial en la imagen y en toda la experiencia, indicado por un puntaje significativamente bajo del SUD. Esta técnica, que se presta por sí misma para la creatividad y la experimentación del paciente y del terapeuta, puede ser profundamente útil aún con los pacientes más bloqueados y difíciles. Los seres humanos parecen ser naturalmente dotados para trabajar con esta visualización y ella es poderosamente realzada aplicando la estimulación de EMDR. También se presta a la estimulación táctil y auditiva con sets que pueden ser más largos y el cliente puede elegir cerrar sus ojos mientras procesan.

La construcción de un Yo Interno Competente

Es un método derivado del trabajo con los Estados de Yo, que uso en el trabajo preparatorio y en el tratamiento habitual de EMDR con el paciente vulnerable; aquellos que son potencialmente disociativos, abre activos, y regresivos (DDNOS, Desórdenes de Apego, DBP, etc.) Esto encaja con el Programa del Desarrollo, con el Trabajo de los Estados del Yo. El Programa del Desarrollo es un concepto que adapté para la síntesis con EMDR y que presenté en la Conferencia Internacional de 1995, que fue más desarrollado luego y presentado por Carol Forgash y Uri Bergman en la Conferencia Internacional de 1998.

Qué es el Programa del Desarrollo?

El Programa del Desarrollo es un abordaje psicodiagnóstico del yo que lleva a la focalización – en el tratamiento – sobre las áreas de debilidad y fortaleza. Fue derivado de las teorías de los principales psicólogos del Yo (Hartmann, Kris, Jacobson, Mahler) sintetizados por Gertrude y Rubin Blanck en su libro Psicología del Yo (de los años 70 por Blanck y Blanck). La fuente de sus escritos fue el conocido trabajo de Anna Freud "El yo y sus mecanismos de defensa". El primer Psicólogo del Yo fue, por supuesto Sigmund Freud, tal como lo desarrolló en su "Modelo estructural" de la mente; ello, yo y superyo suplantan al "Modelo Topográfico" del inconsciente, preconsciente y consciente.

La Psicología del Yo es un modelo del desarrollo normal de la personalidad, no de la enfermedad. La patología resulta del bloqueo del desarrollo por una lesión durante el mismo. Esto está basado en un trauma y probablemente resulta en puntos nodales neurológicos a los que apuntamos con la construcción del protocolo de EMDR. Con la curación o reprocesamiento de estas lesiones o impedimentos para el desarrollo, se reanuda el crecimiento normal. La Psicología del Yo postula que el desarrollo de la personalidad se produce a través de una serie de líneas del desarrollo desde lo primitivo (autismo neonatal) hasta la madurez (adulto saludable). Algunas de estas líneas son:

- Los niveles de ansiedad (desde el miedo primitivo a la aniquilación, hasta la señal de ansiedad donde el peligro está apropiadamente indicado – no distinto de las funciones corticales que clasifican las señales perturbadoras de la amígdala),
- La separación/individuación (abarcando las etapas desde la falta de límites indiferenciada, hasta la firme diferenciación yo/objeto),
- El desarrollo del superyo desde la falta de sentido de lo correcto o equivocado, hasta la severidad primitiva (a menudo expresada en amargas cogniciones negativas autocríticas) hacia un yo ideal guía (la fuente de la cognición positiva),
- La domesticación (síntesis de las direcciones primitivas agresivas y sexuales, en un alto funcionamiento de la sublimación),
- La percepción (desde tener todas las evaluaciones del contexto basadas en proyecciones sobre la propias creencias y estados internos, hasta la evaluación exacta de las motivaciones de los otros y su causa y efecto verdadero),
- La identidad (desde una vaga sensación de uno mismo hasta la sensación clara y exacta del yo u las habilidades y limitaciones personales),
- Las defensas (desde la negación primitiva, división y proyección hasta un alto orden de racionalización y sublimación).

Esta no es una lista completa de las líneas del desarrollo.

Trabajo con el concepto (ver Estados del Yo, Watkins & Watkins, Gestalt, Erikson, etc., etc.) de la línea del desarrollo de la disociación, desde los estados del yo totalmente fracturados hasta los estados normales de distinciones internas, de separaciones en el yo (adaptado a EMDR con Uri Bergman Carol Forgash). Esta es la base de la síntesis del Procesamiento Acelerado de la información de EMDR y del abordaje de los Estados del Yo, del "llamado a que salgan los aspectos del yo". El propósito de conceptualizar líneas del desarrollo puede estar más altamente desarrollada en las áreas del superyo y domesticación. Estas conceptualizaciones nos ayudan a entender (diagnosticar) de un modo organizado y pensado, y por lo tanto nos ayudan a identificar áreas de desarrollo más alto o fuerzas y áreas de más bajo desarrollo o debilidades. Esto fue conceptualizado en los 70 como un rango que va desde lo psicótico hasta lo borderline, y después hasta lo normal/neurótico, y ha sido desarrollado en el modelo de trauma/disociación.

El Programa del Desarrollo en EMDR usa estos conceptos para identificar con la mayor exactitud las zonas "target", determinadas por áreas de un gran, y a veces profundo, primitivismo del desarrollo. Aquellos de nosotros que estamos entrenados en estos conceptos observamos con asombro la rapidez con la que las lesiones del desarrollo son curadas y es alcanzado el movimiento de las líneas del desarrollo (por ejemplo, separación/individuación, "No es mi culpa, es de él"). Las áreas de fuerza pueden ser focalizadas a para mayor profundidad, con la cognición positiva cuando se hace el proceso de instalación. En estos casos las creencias, auto percepciones, experiencias, mecanismos de defensa (sobre las que me gusta pensar como auto protección) y los estados somáticos saludables, pueden ser todos reforzados por procesamiento adicional.

He observado que aquellos que son diagnosticados como personalidades borderline, como una categoría, son los mejores para responder a EMDR. Es una vergüenza cuando los terapeutas temerosos dejan de aplicar EMDR en estos casos, porque sus áreas del desarrollo de debilidad, responden muy bien al Procesamiento Acelerado de la Información. Estoy, por supuesto, haciendo una separación entre esos individuos y aquellos claramente DID que requieren un manejo más intensivo y cuidadoso.

Qué hace Ud. si el paciente no puede conectarse con un yo interno competente para apoyar a los otros estados del yo?

Una técnica preparatoria del tratamiento de EMDR, es la Construcción del yo Interno Competente, que puede construir un estado del yo adulto desde y con el paciente (en contraste con las técnicas de Instalación de Recursos). Prueben de tener al paciente imaginando situaciones donde está protegido (física, verbal y emocionalmente) por sí mismo de una manera adulta e instalen la imagen, afecto y experiencia corporal con sets de movimiento de los ojos muy lentos y muy breve. Luego vean si está lo suficientemente estable en ese momento para EMDR. Si es posible, hágalo imaginar que puede discutir material cargado de afecto, estando en contacto razonable consigo mismo con una CP como "Puedo protegerme a mí mismo mejor ahora" e instálelo.

Otro abordaje es guiar al paciente para visualizar— mientras se van haciendo sets cortos de barrido lento—su yo niño que encara sentimientos y situaciones que lo desbordan emocionalmente. Luego se le pregunta cómo sus padres manejaban sus emociones. Una vez que esta imagen está creada, preguntarle la edad del niño, qué está vistiendo, cómo es su expresión facial, su postura corporal, etc.

Esto es seguido por el trabajo esencial o nuclear de la Construcción del Yo Interno Competente. Se le pide que traiga la imagen de su yo competente, adulto (quizás maternal). Si ello no ocurre naturalmente, esta imagen competente y protectora, tendrá que ser construida. Gentilmente se guía al paciente a pensar situaciones donde funciona de un modo competente y adulto (por ejemplo, en el trabajo, asuntos financieros, cuidado de los niños, trabajo en su casa, preparación de comidas). Esto puede ser instalado como un modelo de realidad. Se ayuda al paciente a internalizar su primera imagen como adulto competente con sets cortos de movimientos de los ojos, de barrido lento. Se sigue con la segunda imagen y luego con la tercera. Se mantiene al paciente sosteniendo esas tres imágenes usualmente se mezclan en una, con una realidad derivada de adulto competente auto-creada. Luego se instala la imagen y esta experiencia (cognitiva, afectiva y somática) para fortalecerla más. El paciente tiene ahora un yo coherente más competente para traer el yo niño en la visualización (mientras se hacen movimientos de ojos lentos, o estimulación auditiva o táctil) y tiene el manejo adulto de las necesidades emocionales del niño. Hay que dar especial atención al aspecto emocional protector de la interacción parental (la cual construye las capacidades internas para la auto continencia y la auto protección). Es crucial recordar que el estado del yo (s) enojado, agresivo, auto agresivo, avergonzador, (que puede ser ubicado como la fuente o voz de la cognición negativa) tiene que ser llamado y manejado, a veces primero, porque puede bloquear o sabotear el procesamiento efectivo e integrador. Este yo(s) es usualmente sufriente, herido, que se siente impotente y no escuchado, y tiene necesidad de sanar desde el yo competente. Esto puede ayudar a desintoxicarlo y traer esta energía, perseverancia y la persecución del objetivo de un modo ego sintónico.

Recuerden, EMDR es siempre un proceso experimental. Nunca sabemos el resultado hasta que probamos el abordaje. La experiencia clínica y la creatividad es lo que nos permite observar el proceso y los resultados y evaluar cómo focalizar y fortalecerlo. También recordar que existe la propia sabiduría inherente de nuestros pacientes, que puede actuar como un consultante y de última, es nuestra guía para este proceso.

Proceso grabado de una sesión usando el trabajo de los Estados del Yo y la estimulación *BioLateral* constante.

Los primeros quince minutos de este tape se usaron para armar el protocolo con el paciente, de 29 años, que es un estudiante de actuación. No realicé un entrenamiento de actuación con él. Esta sesión maneja algunos temas personales que lo afectan en su vida personal y en su inhibición para actuar. Lo que él informa que experimenta, es la pérdida de contacto emocional consigo mismo.

He usado la innovación técnica de trabajar con protocolos paralelos. Establecemos un protocolo del día actual—el cual era la imagen de sí mismo en escena, perdido emocionalmente de sí mismo. La creencia negativa era: "Nunca voy a lograrlo" o "No puedo hacer". La creencia positiva fue: "Soy un ser humano rico" con un VOC de 2. Es un estudiante de actuación, o sea que probablemente no es que sea rico monetariamente hablando. La emoción era frustración—miedo. El SUD: 4 o 5. La sensación corporal se localizaba en el centro de su estómago.

Después de esto, le dije "Quiero que flotes hacia atrás, en

un momento temprano de tu vida, que te recuerde esto". Así es como se establecen protocolos paralelos.

Yo sospecha que si yo iba hacia el "target" del tema presente sin focalizar sobre la defensa, se daría sólo un pequeño movimiento. El tema más temprano que fue focalizado, pertenecía a su madre teniendo un "affaire" abiertamente, cuando ellos vivían en Nueva Zelandia. Dentro del año ella se divorció de su padre y se fue a vivir a Australia. El paciente podría verla dos veces por año. Su padre estaba mucho más involucrado en su vida. El padre se casó con otra mujer y había peleas diarias donde el cliente estaba siempre en el medio. Desde los 7 años el asumió el rol de hijo parentalizado.

En el protocolo paralelo de la niñez, la imagen "target" es la de él, siendo dejado solo en una gran casa. La CN sobre esta situación temprana es: "Hay algo que falta en mí". Le pregunté "esta creencia se conecta con la otra CN?" Le pregunté si él sentía una conexión entre "Nunca voy a lograrlo—no puedo hacerlo" y "Hay algo que falta en mí" y él empáticamente dijo "Sí". Eligió una CP: Está bien ser por uno mismo". Le pregunté nuevamente si esto iba junto con "Soy un ser humano rico" y él pensó sobre eso y otra vez dijo "sí". Estableció un VOC de 4 para "Está bien ser por uno mismo" El SUD fue puntuado en 4 y él informó sentirlo en sus brazos. Comenzamos con el protocolo más temprano.

T (terapeuta): Ud. va a comenzar con la imagen de sí mismo en la casa con la creencia "hay algo que falta en mí", las emociones y las sensaciones corporales que le vienen con esto; se pondrá lo auriculares con el sonido *BioLateral*, y luego su mente. Puede ser que salte de una cosa a otra, pueden venir distintas cosas que parezcan extrañas. No trate de hacer que ocurra nada en especial. No trate de detener nada de lo que ocurra—sólo vaya con eso, donde sea que vaya y observe.

P (paciente): Bueno.

T: Periódicamente pare y dígame dónde está Ud. O yo lo interrumpiré y me dirá dónde está Ud. Si entra en una emoción intensa no se detenga en el medio de ella—quédese con eso hasta que salga de ella. Quiere preguntar algo?

P: No

T: Póngase los auriculares. Con los ojos abiertos o cerrados—sólo traiga la imagen junto con la creencia "hay algo que está mal en mí", las emociones que vengan con ello ahora mismo y dónde Ud. las siente en su cuerpo ahora y siga desde allí.

(Procesamiento del cliente)

T: Dónde fue con eso?

P: Fui casi al mismo lugar que voy en el rol de una escena donde me siento como que tengo que producir, y que no hay nada para producir – de modo que el punto alto de esos pocos minutos era el decirme a mí mismo que está bien que Ud. se sienta frustrado, que Ud. se enoje. Habría alguna expresión de pena—alguna expresión de dolor. Mi cuerpo siente como que estoy conteniendo mi respiración todo el tiempo.

T: Su cuerpo se siente así ahora?

P: Sí.

T: Quiero que comience ahora desde esa sensación en su cuerpo y vaya desde allí.

P: Con la misma imagen?

T: No, comience exactamente desde esa sensación en su cuerpo que está describiendo. Sólo vea dónde va su mente desde allí.

(Procesamiento del cliente)

P: Contener mi respiración es una imagen fuerte y me hace sentir como que el peso de mi pecho ha sido puesto allí por alguien— siento mi mente diciendo, "No merezco esto" o "por qué debería tener que llevar este peso que no siento como mi peso". Eso me hace sentir como un niño pequeño.

T: Cuáles son las emociones que le produce esto ahora?

P: Siento pena por mí mismo. Escucho mi juicio en mi voz.

T: Cuál es el juicio?

P: Que soy indulgente porque siento pena por mí mismo.

T: Bueno. (Voy a trabajar con los estados del yo). Vamos a hacer un pequeño cambio. Vamos a hacer un ejercicio para ayudarle a Ud. a trabajar directamente con esa creencia. Quiero que Ud. imagine que está en un teatro vacío con un escenario vacío. Imagine su yo en conjunto, y de paso le explico, todos nosotros tenemos diferentes aspectos de nosotros mismos que son casi como diferentes—pero todos—no importa qué nivel acarrea esto como experiencia interna. Lo que Ud. escucha como esa voz enjuiciadora, esa es como la voz de otro yo, dentro de su yo total.

(El paciente está usando los auriculares y escucha el CD *BioLateral* a través de este ejercicio). Lo que quiero que haga es que imagine que Ud. está en un teatro. Su yo entero entra al teatro y toma asiento. Imagine eso y deténgase cuando esté sentado.

P: Estoy sentado

T: Dígame dónde está sentado en al teatro vacío?

P: En la tercera fila a dos asientos del pasillo.

T: Cuando Ud. mira desde allí, puede ver el escenario?

P: Sí

T: Ud. escucha pasos desde bambalinas, de izquierda o la derecha. Dígame de qué lado los escucha?

P: A la derecha del escenario.

T: Ud. sospecha que esos pasos pertenecen a ese yo que estaba siendo crítico antes. Quiero que lo llame a que salga al escenario. Y en cuanto lo vea, dígamelo.

P: Puedo ver el escenario vacío pero no puedo hacer que él entre al escenario.

T: Ud. lo llamó pero él aún no vino?

P: Sí, supongo.

T: Pregúntele si está bien que hablemos con él, aunque sea desde bambalinas.

P: Creo que está bien.

P: Sí

T: Estoy hablando con Ud. ahora, el yo de las bambalinas. Una cosa que quiero que quede clara para Ud. es que al trabajar de este modo, la filosofía básica es que toda parte de Jacob es valiosa, aún las partes que pueden estar luchando o causando dificultad para alguna de las otras partes y el objetivo no es tratar de desembarazarse de ninguna parte. El objetivo es encontrar las partes que necesitan ser entendidas, que necesitan ser ayudadas, que necesitan ser sanadas. Entiende esto? Si en algún punto Ud. se siente lo bastante cómodo como para venir al escenario, sólo deje que ello ocurra.

P: Uh huh.

T: Voy a comenzar por preguntarle cuántos años tiene:

P: 7

T: Como no podemos verlo, mírese a sí mismo y vea qué ropa está usando y dígamelo.

P: Pantalón marrón, remera roja.

T:En qué está pensando ahora?

P: Estaba pensando en salir al escenario. En mirar a la audiencia.

T: Hay sólo una persona afuera. Es su yo completo. Se siente listo para salir al escenario?

P: Sí.

T: Cómo se siente estando allí afuera?

P: Se siente estúpido.

T: De qué modo se siente estúpido?

P: (suspiro) No sé lo que voy a hacer allí afuera.

T: Ahora, Ud. es el que estaba haciendo la afirmación crítica antes sí?

P: Sí

T: Dígame de dónde viene eso en Ud.

P: Viene de sentir que tengo que sostener todo junto de algún modo con poca voz, desamparado, necesitado de sanar?

P: Sí.

T: Recuerde también, que a pesar del hecho de que esto no haya funcionado para Ud., que Ud. tiene mucho para ofrecer a los otros yo. Ud. tiene altos estándares. Es verdad? Ud. espera mucho?

P: Sí.

T: Mi sensación es que Ud. tiene mucha determinación y energía.

P: Sí, creo que sí.

T: Cuanto más Ud. sane, más Ud. puede usar estos atributos para Ud. mismo, para los otros yo y para su yo total. Lo que quiero que Ud. haga es sólo pensar, exactamente en este momento, sobre qué es lo que más está sufriendo Ud. Tiene esa sensación? De qué es lo que lo está preocupando realmente en este momento?

P: No sintiendo — sintiendo como que todo está fuera de control.

T: Dónde está sintiendo eso en su cuerpo ahora?

P: Aquí (estomago)

T: Como todo Jacob tiene puesto los auriculares, con la música del sonido bilateral, Ud. tiene puesto esos auriculares. Puede sentirlo y escucharlo?

P: Sí.

T: Quiero que Ud., partiendo de esa sensación de sentirse fuera de control y de la sensación en su estómago, permítase a sí mismo ir desde allí y ver dónde lo lleva.

(Procesamiento del paciente)

T: Dónde está Ud. ahora?

P: El sentimiento de estar fuera de control significa que no puedo se un niño.

T: Cómo le hace sentir eso?

P: Mal. Me hace sentir trampeado.

T: Dónde fue desde allí?

P: Esto me hizo pensar como que voy a crecer y ser un idiota, porque no puedo ser un niño. Me hizo sentir como que mi miedo de ser herido me hace siempre actuar creciendo—actuar serio, maduro. Esto me hace mal, el que tenga que actuar maduro. Siento que esto se lleva una parte de mi naturaleza artística, una parte de mi creatividad, de mi niño.

T: Está bien si llamo a un yo adulto para ayudarlo?

P: Sí.

T: Ud. va a ir hacia atrás y esperar. Ud. escuchará más pasos ahora—este es su yo total. Ud. tiene una sensación de que este pertenece a su yo competente adulto sensible es el que cuida de la gente, particularmente cuida de los niños y Ud. lo llama. Dígame cuando lo vea.

P: Lo veo

T: Qué edad tiene?

P: 30

T: Cómo se viste?

P: Jeans y remera blanca

T: Cuál es la expresión de su cara?

P: De entendimiento.

T: Bueno, quiero hablarle directamente. Ud. ha estado escuchando lo que ocurrió en el escenario con el yo de 7 años, del que venía la voz crítica?

P: Sí.

T: Lo ve ahora?

P: Sí, lo veo.

T: Cómo se siente sobre lo que escuchó de él, viéndolo ahora?

P: Me siento como alguien que debería decirle que este no era su trabajo, el crecer de repente o luchar.

T: Deje que le diga algo. Ese yo de 7 años no es del pasado. El está aquí y vive ahora. En ese caso, Ud. estaría dispuesto y querría organizar una ayuda para él, con las cosas con las que él está luchando?

P: Sí

T: Bueno, bien. Vamos a ver a su yo total ahora, que está observando en el teatro, y quiero que Ud. observe estos dos yo interactuar—con la idea del yo adulto sensible competente estando allí para ayudar al yo de 7 años con sus luchas—con su dolor—y ayudarlo a que se le permita ser un niño. Sólo deje que ocurra, sólo observe.

(Procesamiento del paciente)

T: Dígame lo que ocurrió.

P: Ví al yo competente, a mi yo competente tratar de explicar, de nutrir a mi yo de 7 años. El está muy resistido, como enojado, siente como que el yo competente es estúpido.

T: El de 7 años tiene razones para desconfiar de los adultos?

P: Sí.

T: Su yo competente no tenía mucha idea del modo correcto de abordar al yo de 7 años. Se sentía como un "impasse". Yo me sentía observando momentos del enojo del de 7 años y momentos de cuidado, pero de frustración del yo competente.

T: Volvamos ahora a Jacob. Ud. me dijo que hizo trabajos de rehabilitación, a veces con adolescentes y niños. Imagino que esto era extremamente difícil, especialmente con algunos de esos niños.

P: Sí, mucho.

T: Cómo hizo Ud. finalmente para llegar a esos niños a los que Ud. quería llegar cómo hizo que ocurriera? Qué hizo Ud.?

P: En el contexto que creamos, esto se hacía básicamente a través de continuar mostrándoles amor hacia ellos, sin importar más nada.

T: Cómo funcionó?

P: Para muchos de ellos eso funcionó. Ellos dejaron de hacer cosas que eran destructivas para ellos mismos—a veces—y para los otros.

T: Con algunos de esos niños o la mayoría, Ud. se preguntaba si realmente lo iban a lograr hasta que finalmente lo hicieron?

P: Absolutamente.

T: Eso lo dejaba sintiéndose desesperado y confuso, frustrado?

P: Sí, creo que sí.

T: Todo lo que Ud. aprendió—toda su experiencia—si Ud. la trae con Ud. y se permite la paciencia, la esperanza y la fuerza de sostenerlo—y le da a su yo de 7 años, sólo ese amor sin importar más nada. Puede darle eso ahora?

P: Puedo mostrarle que estoy aquí. Siento como que es así.

T: Que Ud. tiene paciencia.

P: Comprometido en estar allí.

T: Bueno. Quiero que vuelva atrás y tenga a su yo total observando al yo adulto competente que trae esto al yo de 7 años y sólo observa lo que pasa.

(Procesamiento del paciente)

P: (Risas)

T: Dígame que ocurrió

P: Observaba a mi yo de 7 años tomado por mi yo adulto competente—observar su compromiso y su cuidado—no su pasividad—sino sólo su presencia física—la cual no estaba necesariamente en movimiento sino sólo allí, presente y receptivo, generoso. Mi yo de 7 años miraba a este tipo y comenzaba a cargarlo, lo pinchaba por ser tan serio y entonces me siento como el yo de 7 años comenzando a jugar, permitiendo un poquito el crecimiento.

T: Puedo hablar directamente ahora con el yo de 7 años?

P: Uh huh.

T: Cómo se siente ahora?

P: Muy bien.

T: Está sorprendido?

P: Sí.

T: Hay algún juego o juguete en particular que le gustaría tener que sea realmente bueno para el yo de 7 años?

P: Sí, una pelota de fútbol, algo así.

T: quiero que le pida a su yo adulto competente que consiga una para Ud.

P: Lo hará.

T: Vuelva a su yo total y observe lo que ocurre.

P: Es difícil verlos a ellos con la pelota

T: Dígame que ocurrió.

P: Mi yo total en el teatro sigue pensando sobre comprar una pelota, no podría ver realmente qué es lo que está ocurriendo frente a mí. Podría imaginar un juego pero no es lo mismo que verlos allí con la pelota.

T: Bueno. Ud. escucha en las bambalinas el sonido de una pelota picando, de qué lado del escenario viene?

P: Del lado izquierdo.

T: El que tiene la pelota picando es otro de sus yo. Este es un yo adolescente que viene a traer la pelota para el de 7 años y a ayudar al adulto competente de ese modo. Llámelo al escenario. Lo ve?

P: Sí.

T: Cuánto años tiene?

P: 18

T: Qué ropa usa?

P: Tiene zapatillas de tenis y remera, pantalones.

T: Cuál es la expresión de su cara?

P: Tiene el cabello largo. Tiene cara de estar de broma.

T: Ve la pelota que trae?

P: Sí.

T: Descríbala.

P: Es como una pelota de vóley blanca.

T: Qué ve ahora?

P: Gambetea como en el básquet, no muy bien.

T: Recuerde esto. Mientras él está allí trayendo esta pelota al de 7 años, el adulto competente está allí para ese adolescente también. Quiero que les permita interactuar a los tres. Recuerde que la pelota está allí para el de 7 años y que él es el único que realmente necesita serle permitido y animado a ser un niño. Sólo siéntalo desde allí. Sólo vaya un poco y vea qué ocurre.

(Procesamiento del paciente)

T: Dígame qué está ocurriendo.

P: El adolescente le tiró la pelota al de 7 años...

T: Sí?

P: Como gritando por del escenario vacío—es un escenario que es como una caja negra y tiene paredes alrededor—como un pequeño demonio gritando y chillando, pasando un buen rato y con el de 18 años tirándose la pelota. Mi yo competente estaba observando y los otros dos lo pusieron en el medio y jugaban un tipo de juego, como al burro en el medio, que era como un juego de tres. Comencé a verlos mezclados con lo que estaba pasando— imágenes de mi mismo melancólicas en mi adolescente y su sorna por la vida, sora en relación a las cosas sentimentales, cinismo por las cosas que no son parte de mi yo competente sino parte del adolescente y definitivamente una parte del de 7 años. Vi pasar imágenes de fotos de mi mismo y de cosas que recuerdo donde el enojo del de 7 años parecía ser lo que estaba en mi cara en ese momento. Pero, lo sentí como una familia y me hizo sentir triste. Sentí como que mi yo competente era papá y siento como que eso es bueno porque una gran parte de mi siente como que mi padre nunca fue un papá.

T: Es de allí de donde viene la tristeza?

P: Sí, quiero decir que viene de toda la idea de que esa familia no era lo que se suponía que era—como las demás familias—no recuerdo haber jugado nunca a la pelota con mi padre. El nunca dejó que su niño interior jugara conmigo.

(Procesamiento del paciente)

T: Dónde fue ahora?

P: Hacia mi relación con Kelly y la idea de casarme y tener hijos, que es terrorífica para mí. Yo detendría el proceso, rompería el compromiso.

T: Viéndolo desde la perspectiva de donde Ud. ha venido, de dónde proviene el terror?

P: Del tener miedo a que no voy a ser nada mejor que lo que sentí que tuve—que no estoy preparado para ser padre.

T: Cuál de esos yo, son los que más sienten eso?

P: Es difícil, el de 7 años—no sé la respuesta a eso.

T: Déjeme ponerlo un poco distinto. El de 7 año se dio cuenta de que tenía que renunciar a su niñez—jugar el rol de adulto—ser un absorbedor de las cosas que pasaron en la familia—con sus padres y luego con su madrastra. Imaginaría que parte del miedo viene de que él tuvo que organizarse en esa posición cuando aún él se siente como que no tuvo sus necesidades infantiles lo suficientemente satisfechas.

P: Sí, es posible.

T: Estamos hablando del de 7 años. Puede haber algunos yo jóvenes o niños viejos sobre el yo adolescente que aún luchan con eso. Una de las cosas más importantes para aprender sobre cómo manejar sus emociones como adulto, es que como niño Ud. necesita el apoyo y la nurturación desde afuera—de que realmente Ud. no puede darse eso a sí mismo porque lo necesita como niño. Como adulto, los aspectos de sí mismo o los aspectos niños de sí mismo que no lo obtuvieron—que están aún activos e Ud.—naturalmente buscan eso afuera—de los que obtenerlo afuera, como un adulto sólo puede obtenerlo desde adentro primero y principalmente.

P: Sí, una de las cosas que es relativamente obvia para mí es cuánta necesidad de aprobación, que es como psicótica, tan total en mí—soy consciente de ello. Siento como que lo necesito desde afuera. Ayer cuando estaba escribiendo la preparación para venir a verlo—dejé que algunas cosas salieran—me di cuenta de que busco la aprobación de la mayoría del mundo, desde el acto más insignificante hasta el más significativo—y soy yo el que supone ser un actor? Por favor, dígame si se supone que yo soy un actor. Me descubro a mí mismo en un restaurante de 2°, observando mi decisión de poner mi huevo sobre mi tostada porque, este es mi desayuno, y busco algo como aprobación—el impulso estaba allí. Siempre juzgándome a mí mismo en el contexto de lo que yo pienso que alguien pensaría de mí.

T: En ese momento dónde estaba Ud. buscando la aprobación de un modo "psicótico"?

P: En ese momento con la tostada?

T: Sí.

P: Estaba mirando a un amigo mío que estaba sentado al lado. La acción era tan inconsciente hasta que la advertí—estaba mirándolo a él—no a los ojos. Me sentí a mí mismo viendo si él estaba haciendo eso y dándose cuenta de que ese era mi impulso.

T: Qué edad del yo buscaba la aprobación de su amigo?

P: Espero que no fuera el adulto competente. No sé. Sería el de 7 años.

T: Déjeme decirle que era el yo niño. Si el yo niño reconocía y tenía alguna experiencia en mirar al yo adulto competente que estaba allí para él—que quería estar allí para él—Ud. cree que Ud. podría haberlo manejado dentro de sí mismo?

P: No me es muy claro. Si ese era el de 7 años, si yo tendría esa aprobación?

T: No. Estoy hablando de ahora—Ud. está en esa situación y se da cuenta de eso ahora. Si el yo niño se da cuenta que hay un yo adulto que está exactamente allí para ese trabajo—y quiere estar allí—y puede hacerlo mejor que cualquiera de afuera.

P: Uh huh

T: Cree Ud. que Ud. podría responder naturalmente a eso y resolverlo desde adentro o encontrar un lugar cómodo con eso desde adentro?

P: Sí, creo que es posible.

T: Sólo imagínese así mismo ahora allí, en la situación con el desayuno y vez de permitir que eso fluya. No vaya demasiado lejos con eso, sólo un poco y vea qué pasa.

P: Se siente como un efecto dominó. Es como una decisión de darme a mí mismo la aprobación que puede llevar a otra. Puedo verme a mí ayer e imaginar las escenas, comenzando con el huevo y la tostada y yendo a través del día y pensar los momentos donde me engancho conmigo mismo buscando aprobación. Donde en vez de castigarme por buscar la aprobación de afuera, podría sólo darla—parece así de simple.

T: Estoy seguro de que Ud. ha visto cómo algunas de las cosas más simples de la vida parecen las menos obvias o las más difíciles de ver.

P: Absolutamente. Siento como que estoy siempre consciente de cosas como ésta en mi vida. Consciente de pedir la aprobación y no sabiendo nunca cómo cambiar la pauta.

T: Estoy seguro de que si Ud. hubiera sabido cómo, lo hubiera hecho. Ud. puede ver a partir de esto cómo las respuestas están realmente dentro de sí mismo. Sabiendo eso y el saber cómo acceder a ello es una parte clave de encontrar su salida de esto. Quiero que de unos pocos pasos más para lo que estamos haciendo. Imagine que fuera del teatro hay un convertible de cuatro asientos con la capota baja, y sus y *salen del escenario, del teatro y van hacia allí. Ese auto representa su yo y su vida y si mira hacia atrás, viendo los momentos cuando Ud. estaba luchando, su yo adulto competente ha estado o no ha estado en el asiento del conductor. Puede ser que haya estado su yo de 7 años, su yo de 14 años o el de 18. Quiero que Ud. imagine que el yo adulto competente se hace valer a sí mismo—firme pero sensiblemente—aún usando algún humor para tomar el asiento del conductor y de algún modo guiar a los otros yo, a los demás asientos.

P: Dónde iremos?

T: Antes de eso, dígame cómo están sentados en el auto.

P: El de 7 años en la parte de atrás del todo. El adolescente está en el asiento de atrás con mi yo total.

T: Quiero que Ud. conduzca su auto a un horizonte que Ud. elija, vea que pasa y una vez que el auto esté fuera de sus vista, deténgase y hágame saber.

P: Es difícil estar detrás y observarlos irse.

T: Recuerde que el horizonte está dentro de Ud. mismo.

P: Ellos están desapareciendo ahora.

(Final de la grabación)

Antes de terminar la sesión, hice que el paciente volviera a ambos aspectos del protocolo paralelo—entretejidos con el trabajo sobre los Estados del Yo en los protocolos, y vimos qué había cambiado. Sus puntajes de los SUDS eran de 2 en los dos y las imágenes habían cambiado significativamente.

T: Estamos hablando del de 7 años. Puede haber algunos yo jóvenes o niños viejos sobre el yo adolescente que aún luchan con eso. Una de las cosas más importantes para aprender sobre cómo manejar sus emociones como adulto, es que como niño Ud. necesita el apoyo y la nurturación desde afuera—de que realmente Ud. no puede darse eso a sí mismo porque lo necesita como niño. Como adulto, los aspectos de sí mismo o los aspectos niños de sí mismo que no lo obtuvieron—que están aún activos e Ud.—naturalmente buscan eso afuera—de los otros—pero no pueden nunca obtenerlo de otros. Mientras que el niño como un niño real, tiene que obtenerlo afuera, como un adulto sólo puede obtenerlo desde adentro primero y principalmente.

P: Sí, una de las cosas que es relativamente obvia para mí es cuánta necesidad de aprobación, que es como psicótica, tan total en mí—soy consciente de ello. Siento como que lo necesito desde afuera. Ayer cuando estaba escribiendo la preparación para venir verlo—dejé que algunas cosas salieran—me di cuenta de que busco la aprobación de la mayoría del mundo, desde el acto más insignificante hasta el más significativo—y soy yo el que supone se un actor? Por favor, dígame si se supone que yo soy un actor. Me descubro a mí mismo en un restaurante de 2°, observando mi decisión de poner mi huevo sobre mi tostada porque, este es mi desayuno, y busco algo como aprobación—el impulso estaba allí. Siempre juzgándome a mí mismo en el contexto de lo que yo pienso que alguien pensaría de mí.

T: En ese momento dónde estaba Ud. buscando la aprobación de un modo "psicótico"?

P: En ese momento con la tostada?

T: Sí.

P: Estaba mirando a un amigo mío que estaba sentado al lado. La acción era tan inconsciente hasta que la advertí—estaba mirándolo a él—no a los ojos. Me sentí a mí mismo viendo si él estaba haciendo eso y dándose cuenta de que ese era mi impulso.

T: Qué edad del yo buscaba la aprobación de su amigo?

P: Espero que no fuera el adulto competente. No sé. Sería el de 7 años.

T: Déjeme decirle que era el yo niño si el yo niño reconocía y tenía alguna experiencia en mirar al yo adulto competente que estaba allí para él—que quería estar allí para él—Ud. cree que Ud. podría haberlo manejado dentro de sí mismo?

P: No me es muy claro. Si ese era el de 7 años, so yo tendría esa aprobación?

T: No. Estoy hablando de ahora—Ud. está en esa situación y se da cuenta de eso ahora. Si el yo niño se da cuenta que hay un yo adulto que está exactamente allí para ese trabajo—y quiere estar allí—y puede hacerlo mejor que cualquiera de afuera.

P: Uh huh.

T: Cree Ud. que Ud. podría responder naturalmente a eso y resolverlo desde adentro o encontrar un lugar cómodo con eso desde adentro?

P: Sí, creo que es posible.

T: Sólo imagínese así mismo ahora allí, en la situación con el desayuno y vea de permitir que eso fluya. No vaya demasiado lejos con eso, sólo un poco y vea qué pasa.

P: Se siente como un efecto dominó. Es como una decisión de darme a mí mismo la aprobación que puede llevar a otra. Puedo verme a mí ayer e imaginar las escenas, comenzando con el huevo y la tostada y vendo a través del día y pensar los momentos donde me engancho conmigo mismo buscando aprobación. Donde en vez de castigarme por buscar la aprobación de afuera, podría sólo darla—parece así de simple.

T: Estoy seguro de que Ud. ha visto cómo algunas de las cosas más simples de la vida parecen las menos obvias o las más difíciles de ver.

P: Absolutamente. Siento como que estoy siempre consciente de cosas como ésta en mi vida. Consciente de pedir la aprobación y no sabiendo nunca cómo cambiar la pauta.

T: Estoy seguro de que si Ud. hubiera sabido cómo, lo hubiera hecho. Ud. puede ver a partir de esto cómo las respuestas están realmente dentro de sí mismo. Sabiendo eso y el saber cómo acceder a ello es una parte clave de encontrar su salida de esto. Quiero que de unos pocos pasos más para lo que estamos haciendo. Imagine que fuera del teatro hay un convertible de cuatro asientos con la capota baja, y sus y *salen del escenario, del teatro y van hacia allí. Ese auto representa su yo y su vida y si mira hacia atrás, viendo los momentos cuando Ud. estaba luchando, su yo adulto competente ha estado o no ha estado en el asiento del conductor. Puede ser que haya estado su yo de 7 años, su yo de 2 años su yo de 14años o el de 18. Quiero que Ud. imagine que el yo adulto competente se hace valer a sí mismo—firme pero sensiblemente—aún usando algún humor para tomar el asiento del conductor y de algún modo guiar a los otros yo, a los demás asientos.

P: Dónde iremos?

T: Antes de eso, dígame cómo están sentados en el auto.

P: El de 7 años en la parte de atrás del todo. El adolescente está en el asiento de atrás con mi yo total.

T: Quiero que Ud. conduzca su auto a un horizonte que Ud. elija, vea que pasa y una vez que el auto está fuera de su vista, deténgase y hágame saber.

P: Es difícil estar detrás y observarlos irse.

T: Recuerde que el horizonte está dentro de Ud. mismo.

P: Ellos están desapareciendo ahora.

(Final de la grabación)

Antes de terminar la sesión, hice que el paciente volviera a ambos aspectos del protocolo paralelo—entretejidos con el trabajo sobre los Estados del Yo en los protocolos, y vimos qué había cambiado. Sus puntajes de los SUDS eran de 2 en los dos y las imágenes habían cambiado significativamente.

Capítulo Tres – EMDR y la Psicodinámica

Cómo puede ser integrado EMDR con los conceptos y el tratamiento psicodinámico?

EMDR fue originalmente desarrollado utilizando teorías y construcciones cognitivas y fue inicialmente practicado casi exclusivamente por clínicos cognitivos. De ese modo, la aplicación relevante y potencial de los conceptos psicodinámicos para EMDR, fueron por mucho tiempo inadvertidos. Sin embargo, La Dra. Francine Shapiro, formó el concepto "sinclético" (ecléctico sintetizado) como reconociendo las contribuciones analíticas a EMDR tales como la significación de los recuerdos de la infancia temprana, el inconsciente, la asociación libre, el darse cuenta, catarsis, abre acción y simbolismo (Shapiro, 1995). De hecho, que un terapeuta psicodinámico incorpore EMDR en su técnica puede no ayudar, pero aprende y reconoce el valor de muchas ideas y prácticas cognitivas. Lo mismo es así para el practicante cognitivo que puede descubrir que el uso de EMDR le abre el obscuro mundo tan familiar del analista. En concordancia, EMDR se encuentra en la confluencia de dos grandes ríos de pensamiento que son la evidencia de su profunda naturaleza.

Para mayor claridad es importante que defina los términos usados, ya que ellos suelen tener múltiples usos y significados. En este artículo, lo psicodinámico, psicoanalítico o analítico es usado intercambiablemente. Es esencial advertir que la palabra psicoanálisis no sólo connota el método de tratamiento inventado por Freud, sino que se refiere al cuerpo de conocimientos desarrollado y re-desarrollado por Freud a través de su vida, además de las más modernas teorías de desarrollo (psicología del yo y separación/individuación).

Más tarde, Freud encaró las limitaciones del método de tratamiento que había desarrollado y refinado por muchos años. El admitió la necesidad de "mezclar el oro puro del psicoanálisis", a través de la modificación de su modelo de tratamiento (Freud, 1919). Freud también escribió sobre imponer límites en el tiempo, en su monografía de 1937, Análisis Terminable e Interminable. Aunque EMDR es más efectivo cuando se utiliza el protocolo completo, también he experimentado en ocasiones, con modificaciones de la técnica que "mezcla el oro puro del protocolo". Con una porción de pacientes en mi práctica, con quienes trabajo en una modalidad a largo plazo, orientada al darse cuenta, integro EMDR dentro del tratamiento, de dos maneras. La primera es usada con material de trauma o cuando el paciente está bloqueado o atascado, empleo un protocolo desarrollado a fondo. El segundo abordaje empleado en el momento cuando escucho material que es claramente una respuesta a EMDR, como creencias negativas distorsionadas y auto afirmaciones ("no puedo hacer nada bien" o "mi vida no tiene valor") o cogniciones positivas que pueden ser instaladas ("No soy responsable" o "Soy valioso") puedo decir, "Querría procesar esto?" Ello resulta una comunicación codificada que el paciente entiende y usamos inmediatamente la técnica.

Cuáles son algunos paralelos entre EMDR y la terapia analítica?

El proceso de EMDR tiene mucho en común con el abordaje analítico. Este se focaliza profundamente sobre los mecanismos intrapsíquicos del individuo: afecto, cognición, trabajo de los sueños, fantasías, recuerdos reprimidos, somatización, defensas inconscientes, conflicto, auto percepciones y relaciones objétales tempranas. Con la ayuda de EMDR podemos tratar más efectivamente a los pacientes atascados, que cambian a paso de caracol o a aquellos que no pueden traducir intelectualmente en entendimiento emocional. Así como el clínico analítico debe ser cuidador, sensitivo, pensante y respetuoso, los mismos requerimientos se aplican al practicante de EMDR. El terapeuta psicodinámico no entrenado en EMDR, puede derivar pacientes a consultas con clínicos de EMDR para manejar temas de desorden de estrés postraumático o traumas de la niñez, para agilizar el proceso de tratamiento del paciente. Los individuos que han completado su análisis, a menudo clínicos, pueden recibir EMDR para manejar temas no resueltos, especialmente antes de considerar un análisis secundario. He encontrado que la gente que ha sido analizada, responde en alto grado a EMDR, como si sus cerebros ya estuvieran conectados para un procesamiento efectivo.

Un descubrimiento paralelo entre EMDR y el abordaje analítico es el uso de la asociación. El paciente es instruido durante EMDR para observar e informar cualquier pensamiento, sentimiento, sensaciones corporales o recuerdos que ocurran durante cada set de movimiento de los ojos. En EMDR, sin embargo, se desalienta cualquier conversación inmediata de estas asociaciones porque interfiere con la necesidad de continuar procesando. En la terapia analítica la asociación libre es usada como una herramienta para sondear los significados profundos escondidos, del simbolismo expresado a través de los sueños, de los recuerdos pantalla y de las parafrases (tropiezos de la lengua, extravío de objetos, etc.) Cuando el material de este tipo surge en la sesión, en vez de pedirle al paciente que asocie con esto, le pido si quiere procesarlo. He encontrado que esto es un método más confiable y eficiente para ayudar al paciente a entender los trabajos de su mente inconsciente. También he hallado que EMDR acelera dramáticamente el proceso asociativo casi como el poner una cinta en avance rápido. Me refiero a esto como "asociación acelerada".

Un problema controvertido que encontramos en nuestro trabajo clínico es que el "darse cuenta" suele llevar a un entendimiento intelectual que no se traduce fácilmente en la integración emocional. Con gran efectividad, EMDR suele puentear el vacío entre las esferas cognitivas y afectivas. Esto trae las siguientes preguntas "Cuál es la implicación del yo en el proceso de EMDR?" y "EMDR puentea o activa el yo?" Estos interrogantes merecen mucha reflexión e investigación. Mi impresión preliminar es que el procesamiento de EMDR, a pesar de que opera desde afuera del control consciente volitivo del paciente, activa una variedad de funciones del yo. Un subproducto universal de EMDR es el aumento de la perspectiva, el "darse cuenta" y el auto atendimiento. Esto es consonante con las funciones del yo de la percepción de la realidad externa. Hay interesantes paralelos entre la técnica analítica de la interpretación y la estrategia de EMDR del entretejido cognitivo. Las dos apuntan a ayudar al paciente cuando le es imposible de usar por su cuenta el fluir natural del tratamiento. En EMDR el entretejido cognitivo se usa con pacientes con patologías complicadas que tienden a dar vueltas, bloquearse o quedar limitados por sistemas de creencias inhibidores. Esta estrategia puede ser usada con cualquier paciente cuando el procesamiento resulta bloqueado. La interpretación analítica es usada para facilitar el proceso de hacer consciente o inconsciente. El "timing" apropiado es esencial para la interpretación exitosa y está determinado por el material manejado en forma preconsciente, que se halla próximo a surgir en la conciencia.

Qué es el "Entretejido Dinámico?"

Esta categoría denota las técnicas que integran EMDR con las teorías y prácticas psicodinámicas, del desarrollo, psicología del yo y del sí mismo (self). Estas incluyen: escucha, "timing" del entretejido cognitivo, el proceso asociativo, recuerdos encubridores, parafrases, trabajo de los sueños, resistencia, transferencia, contratransferencia y tratamiento de patologías del carácter. La aceleración dramática y la profundización del proceso de tratamiento psicodinámico pueden ser observadas con pacientes cuando utilizamos flexiblemente EMDR en la sesión. Este es el caso particular del tratamiento de las condiciones de trauma tal como en el desorden de estrés postraumático y en los adultos sobrevivientes del abuso de la niñez, que históricamente han sido situaciones clínicas tradicionalmente resistentes al cambio. Esto se ha teorizado del siguiente modo: la activación de la estimulación bilateral elicitada por EMDR efectúa cambios en el sistema límbico, a nivel de los neurotransmisores y en el funcionamiento cortical del cerebro. Esto puede explicar cómo EMDR facilita la integración de los procesos mentales afectivos y cognitivos llevando a profundizar la capacidad para el "darse cuenta" y el desarrollo emocional. Esto se aplica especialmente a las condiciones de trauma donde la conciencia intelectual es usualmente insuficiente para mejorar el pánico ubicado en el individuo o alterar sus profundas creencias irracionales y auto percepciones.

Clásicamente se usa un entretejido cognitivo para facilitar el movimiento cuando el paciente está atascado. El entretejido dinámico puede ser usado para la aceleración o procesamiento focalizado que no esté significativamente impedido. En el tratamiento analítico una interpretación es apropiada en el momento, cuando ella elicita material preconsciente que está por aparecer en la conciencia. El mismo criterio se aplica para la intervención efectiva de un entretejido dinámico.

El logro de un movimiento significativo con individuos impedidos por desórdenes de personalidad es extremadamente difícil con cualquier abordaje clínico. La pregunta de la efectividad de EMDR con esta población permanece en controversia. Muchos practicantes experimentados de EMDR informan dificultad para lograr cualquier crecimiento significativo con los pacientes que poseen caracteres rígidos, ego sintónicos y mal adaptativos. En contraste, mis hallazgos son que EMDR es demostrablemente la herramienta clínica más efectiva para alterar estructuras de carácter. Repetidamente he facilitado este resultado con personas que sufren condiciones de la personalidad y condiciones disociativas. Sin embargo, he visto que con estas poblaciones se requieren las modificaciones de la técnica y tratamientos de largo plazo. No hay un trabajo significativo que pueda proceder hasta que hayan sido establecidos el "rapport" y la confianza suficientes y uno debe siempre reconocer que estas conexiones no puede ser apuradas.

El entretejido dinámico suele ser introducido en la forma de Cuestionamiento Socrático. Esta es una técnica efectiva que puede profundizar y acelerar la resolución del conflicto o trauma cuando es apropiadamente aplicada. Se activa a través de un buen "timing", liderado preguntas que probablemente serán respondidas por la afirmativa. La respuesta positiva puede entonces ser inmediatamente instalada con gran efectividad. Por ejemplo, una lectura sintonizada de señales faciales o del lenguaje del cuerpo puede generar la pregunta "Ud. está enojado?" El cliente es guiado "ipso facto" a la introspección, lo que lleva a una réplica espontánea, a un esperanzador y empático "sí". En este procedimiento abierto-final, el sistema neurofisiológico del cliente puede ser estimulado para producir internamente material exacto, como opuesto a las respuestas poco fiables elicitadas por la sugestión externa.

Es posible tratar exitosamente patologías del carácter y psicopatías con EMDR?

Sí, sin embargo el tema de la efectividad de EMDR en el tratamiento de los desórdenes de personalidad—algunos de los individuos más difíciles para tratar desde cualquier orientación, incluyendo la analítica, es controvertido. Muchos practicantes experimentados de EMDR informan haber tenido poco éxito en el tratamiento de individuos con estructuras de carácter rígidas, ego sintónicas y mal adaptativas. Mi experiencia ha sido otra, mientras que en unos el abordaje del tratamiento necesita ser modificado para manejar las necesidades especiales de esta población. No hay tratamiento que pueda proceder a menos que el "rapport" haya sido establecido donde hay suficiente confianza en el terapeuta. Uno debe saber que esto lleva tiempo y no puede ser acelerado. He encontrado que EMDR es de lejos la herramienta clínica más efectiva en la modificación de las estructuras del carácter.

Si se conceptualiza la psicopatía como un trauma severo y una condición basada en la privación, y su uno ve EMDR como capaz de alcanzar las experiencias preverbales, se puede por lo menos concebir, que puede darse algún movimiento. En el tratamiento tradicional psicodinámico, la patología del carácter ha sido vista como ego sintónica o cómoda para el paciente. La incomodidad es para aquellos que los rodean y que son afectados por las conductas del paciente. El objetivo del tratamiento es trasmutar este estado patológico en uno que sea egodistónico, donde sea generada la ansiedad suficiente para motivarlo a cambiar. Esta es la esencia y la razón de ser del tratamiento. Los psicópatas, como la mayoría de la gente con patologías severas del carácter, vienen al tratamiento sólo forzados por otros, especialmente por el sistema judicial. Ello hace que el tratamiento parezca imposible. Si el terapeuta puede diseñarlo, con algunas reservas especiales y con un desafío personal, así como la disposición a sostener una larga, frustrante y a veces abusiva experiencia, posiblemente exista. Este es un verdadero desafío para el mismo profesional. Recuerden, EMDR es una herramienta que nos permite cumplir lo que no podíamos soñar antes.

Cómo puede ser realizado?

Comenzar con un protocolo o algo que esté preocupando al paciente. Quedarse con este protocolo, sesión tras sesión, aunque lleve meses, hasta que sea procesado. Esto da al paciente la experiencia de EMDR. Ellos pueden luego entender la eficacia del procesamiento de un trauma temprano. Este tomará aun más tiempo que el primero, sin embargo comenzará a revelar la naturaleza defensiva y protectora de la armadura del carácter.

Pueden aparecer las primeras chispas de humanidad. Ellas tienen que ser abanicadas como las brasas de una fogata que se apaga. Esto puede ser hecho instalando esos "flashes" de humanidad como cogniciones positivas. Además de los protocolos de largo plazo, deben aprovecharse las oportunidades de procesar en el yo y superyo construidos, sobre una base paralela. Hay que mirar esto como lo más temprano de la reparentalización. Hay que permitirse a sí mismo ser cálido y levemente manipulado (dentro de límites estrictos) para ayudar a comprometer al paciente. Hay que dejarles saber que uno los cuida, pero que no es un crédulo, una y otra vez. Es un trabajo de largo plazo. Los dos factores claves son, la edad del paciente, cuanto más joven mejor y su nivel de motivación, aunque al comienzo esté determinado por el afuera. Una vez que ellos tienen la sensación de que Ud. realmente los mira como ellos realmente son, y aún quiere buenamente ayudarlos, el puente crucial se ha cruzado. He tenido algunos éxitos con esta población, pero sólo con trabajo de EMDR sostenido y a largo plazo.

Esta población ha experimentado repetidamente traumas tempranos y la focalización realizada exactamente sobre estos eventos resulta en el suavizamiento de la rigidez y en el incremento e las relaciones internas y externas. Es crucial permanecer con un protocolo hasta que ocurra la total desensibilización y el reprocesamiento. El movimiento significativo sobre los SUDS y el VOC suelen requieren muchas semanas y a veces meses. Muchos terapeutas erróneamente creen que el trabajo es inefectivo y se rinden. Por supuesto el uso activo de entretejidos es necesario para puentear los muchos vacíos que existen en esta población. Además se requiere una combinación y variación de diferentes técnicas. He encontrado que la alta repetición de la estimulación bilateral puede lograr movimientos que las repeticiones breves no lograrán con material concretizado y creencias y percepciones rígidamente creadas. La focalización activa en la patología ego sintónica puede iniciar una lenta aparición de una mentalidad más saludable y apropiadamente egodistónica.

Cómo emerge la transferencia y la contratransferencia en EMDR?

Cuando introducimos EMDR dentro de un proceso de terapia analítica, se deben considerar muchas preguntas, tales como "Cuál es el efecto de EMDR sobre la resistencia y la transferencia?" Mi experiencia ha sido que la resistencia hacia EMDR emerge como lo hace hacia el proceso de tratamiento analítico. La ansiedad mayor parece ser la renuncia a las ganancias secundarias de la pasividad y de la agresión internalizada en la forma de auto castigo. Sin embargo, el hacer consciente o inconsciente parece darse con menor resistencia, quizás por la desensibilización y nueva perspectiva que lo acompaña en el tratamiento de EMDR. Las respuestas de transferencia a EMDR usualmente dependen de la velocidad y de la facilidad relativas al movimiento que se está logrando como contraste con los cambios esmerados e incrementados que sobreviven con el tratamiento más tradicional. En poco tiempo EMDR puede alterar pautas de pensamiento, consciencia, y síntomas, y sin embargo el carácter no es tan fácilmente afectado. Es fascinante observar el conflicto en clientes que sintomáticamente ya no necesitan más tratamiento y encuentran que su apego hacia el terapeuta y al contexto sostenedor, aún permanecen. He observado sutiles reacciones de transferencia en relación a la cualidad mágica, al poder implícito y a la intrusión, de los terapeutas que usan EMDR.

Realizar el entrenamiento de EMDR e integrarlo dentro de la práctica personal no es una aventura emocionalmente simple para el terapeuta analítico, especialmente para aquél que es entrenado en un instituto. Puede luchar con la culpa de violar lealtades o con el miedo de quedar expuesto, a ser visto negativamente y a que los profesores, supervisores y colegas le hagan el vacío. Un cambio dramático, más allá del modo en que uno ha practicado exitosa y cómodamente por años, aumenta el nivel de ansiedad de los terapeutas porque tiene que salirse de una zona de comodidad. Es una ocurrencia común que con el entrenamiento de EMDR, uno resulte un "marginado de EMDR" que cesa de usar la técnica. Todos hemos luchado al hacer tratamientos, con la ubicación de nuestra reacción de contratransferencia hacia a nuestros pacientes. En el empleo de EMDR, el terapeuta analítico tiene que considerar los temas de la contratransferencia, ya sea que la usen por la frustración del control o para distanciarse ellos mismos del paciente, sea que la estén usando demasiado o demasiado poco, y deberán encarar el miedo de tropezar con traumas reprimidos.

El tema de la transferencia negativa aparece probablemente más en el proceso de EMDR, de lo que tendemos a darnos cuenta. No sólo es que el poder de EMDR nos haga aparecer frente a los pacientes como el "hada buena", sino al mismo tiempo como el genio diabólico o el Dr. Caligari. Nuestra efectividad puede ser percibida por el yo temprano como una invasión de los límites. Nuestra habilidad para remover síntomas y creencias negativas puede ser sentida como que nos llevamos su objeto transicional, coa que ellos retienen fuertemente por la familiaridad de su aroma y sensación. Esto es especialmente así si la relación materna o paterna temprana fue dotada de agresión por el trauma o por el abuso y el objeto transicional está, por lo tanto, dotado de agresión.

El cliente puede responder a nuestros métodos de EMDR, tanto sosteniendo o repeliendo el proceso, o a nosotros mismos, tal como en el entrenamiento de esfínteres a los 2 años, especialmente si fue traumatizado durante este período. La retención anal se puede dar en el que rehúsa darnos información: "nada está ocurriendo" o "esto no funciona" y frustra nuestros esfuerzos para explorar las respuestas. La expulsión anal puede ser vista cuando el cliente habla durante el procesamiento sin importante lo que hacemos o habla incesantemente y no nos deja interrumpirlo entre los sets. Nuestra respuesta contra transferencial puede ser tanto forzar un "enema" de EMDR al cliente retentivo o ponerle un "corcho" al expulsivo. Esto refleja que estamos siendo gatillados o perdiendo nuestra habilidad de empatizar con el paciente, en su necesidad de autoprotección y su estado traumatizado.

Algunos pacientes pueden experimentar el trabajo con EMDR transferencialmente como un abandono, porque la relación terapéutica es diferente durante el protocolo — es inconscientemente percibida como si su terapeuta lo ha dejado o lo ha reemplazado por otro. Esto es especialmente así en tratamientos ya comenzados, cuando EMDR es introducido en la mitad. El lugar de contexto contenedor provisto por EMDR, es más interno y menos dependiente del objeto, y por lo tanto de siente distinto que en los tratamientos orientados dinámicamente. Esto puede ser mejorado en algún grado realizando sesiones regulares habladas o momentos para hablar más extensamente durante las sesiones de EMDR.

En el tema de las intervenciones técnicas o entretejidos, uno debe ser cuidadoso de no confundir inapropiadamente la contratransferencia, con intrusiones dentro del procesamiento del paciente que se está moviendo rápidamente, ni con la necesaria acción del terapeuta para manejar los bloqueos que se presentan en la ruta de la curación. La idea técnica es establecer exactamente el protocolo que define y dirige el material "target" y quedarse al margen, respetando el modo en que el cliente está procesando, interrumpido sólo por la verbalización al final de cada set, lo que naturalmente lleva a una desensibilización a fondo y reprocesamiento. Solemos ver que esto no ocurre, mientras predominan las creencias negativas, la voz del yo crítico, el bloqueo del movimiento y del cambio. Más perturbador es cuando el cliente huye detrás de una pared de disociación masiva y protectora contra un estado de terror (a menudo emanada desde un trauma preverbal profundo) lo cual a veces resiste todos nuestros intentos de instalación de recursos y reestructuración.

Una intervención técnica es no tratar de "hacer que el paciente se sienta mejor". Esto es usado para ayudar al cliente a procesar mejor o todo. Cuando más usamos EMDR, más vemos cuán complejo es un proceso, mientras vamos ganando un acceso más directo al mecanismo más complejo conocido hasta el presente en el universo – el cerebro humano (el cual contiene más de 4 cuatrillones de conexiones). Cuanto más temprano es el trauma, más repetido y profundo es, más tiene su modo insinuado dentro del cerebro y sus variadas estructuras. Es un desafío refinar continuamente el conocimiento de base y practicar EMDDR para hacerlos más efectivo en las condiciones donde esto procede rápidamente o no procede para nada.

Los terapeutas con su propia historia de trauma necesitan vigilar de que sus propias experiencias no interfieran con sus reacciones hacia el paciente. Este cuidado se aplica tanto para la historia de trauma y para sus propias experiencias como pacientes de otro. Retrocediendo a los días de Freud, hay un requerimiento para aquellos en entrenamiento analítico que se da en llamar un análisis "didáctico" para experimentar el proceso en sí mismos y trabajar temas que podrían emerger contratransferencialmente. Esto lleva a la consideración de que nosotros voluntariamente recibimos un tratamiento significativo de EMDR por esas razones, así como también para nuestro proceso de curación. Hay eficacia a largo plazo (6-18 meses) de tratamiento exploratorio de EMDR para este propósito. A menudo es necesario reprocesar temas caracterológicos.

Qué son los "Protocolos de Partes"?

Hay modos de moderar EMDR para que pueda ser tolerable y útil al comienzo del tratamiento, con pacientes muy frágiles o tempranamente traumatizados. Esto implica una redefinición de nuestro pensamiento y nuestra práctica. Si se divide en dosis más tolerables, la experiencia de EMDR puede ser menos poderosa y más tolerable. Esto puede hacerse eligiendo un target del día actual que no sea desbordante y comenzando con partes de un protocolo, como la imagen, la creencia negativa o el afecto (manteniéndose lejos de las sensaciones corporales inicialmente porque muchos recuerdos traumáticos están somáticamente cargados). Se procede con movimientos lentos de los ojos al comienzo. Se permite un monto de tiempo importante para hablar entre esos sets abreviados. Muy gradualmente se incrementan algunos aspectos de este proceso si parece que el paciente puede tolerar más. Si un paciente no puede tolerar la lentitud, gentilmente se procesa esta información diagnóstica valiosa y por supuesto el proceso debe ser cerrado inmediatamente. Si esto es tolerable en un nivel bajo, ello suele contribuir a realizar el funcionamiento del yo, lo cual puede llevar a un abordaje que gradualmente se aproxima al procesamiento del protocolo total.

Terapia Adjunta a EMDR: Cuáles son los temas claves para anticipar cuando se hace EMDR con un cliente ya en terapia con otro terapeuta?

1. Este proceso tiene que ser mostrado al paciente y al terapeuta derivador, como un equipo de trabajo de tres, con el paciente como líder del equipo. (Porque el trabajo gira alrededor

de él y él es el que está contratando este abordaje)

2. No entrar nunca en este contrato a menos que uno tenga una total confianza en la profesionalidad del primer terapeuta. (siempre uso este término, yo soy el terapeuta de EMDR)

3. Entrevistar al otro terapeuta cuidadosamente para determinar la eficacia de estos tres modos de abordaje basados en las razones diagnósticas y ver dónde ha llegado el paciente en su tratamiento. Cuidado con un terapeuta que inconscientemente o deliberadamente está tratando de deshacerse de su paciente.

4. El terapeuta debe estar en la 1° sesión y venir cada vez que Ud. lo requiera. El otro terapeuta debe retener la responsabilidad primaria y mantener un contacto regular con Ud.

5. Estudiar cuidadosamente al paciente mientras uno hace el trabajo adjunto. El objetivo es completarlo en la menor cantidad de sesiones posible. Si esto va bien a través de diez sesiones, uno está ya avanzando mucho. Los mejores casos son discretos desórdenes de estrés postraumático y pacientes bloqueados sobre un tema pero que no están presionados por el terror.

6. Puede ocurrir la triangulación. Prepárese para esto, trabaje con ello inmediatamente. Esto no debe ser un problema sino una oportunidad. Pero si el paciente quiere terminar con el otro terapeuta y continuar con Ud. CUIDADO!

7. NO REDUZCA SUS HONORARIOS O ACEPTE PREPAGOS DE SALUD, PERO TAMPOCO LOS SUBA. UD. HA SIDO LLAMADO POR SU ESPECIALIDAD SOBRE UNA BASE DE CORTO PLAZO. SI DUDA DEMASIADO, VEZ UN TERAPEUTA DE EMDR Y TRABAJE ESTO COMO SU 1° TARGET.

8. Si todas estas condiciones están satisfechas, la Consulta Adjunta de EMDR es viable clínica y económicamente. Cómo puede uno asegurarse de eso? Cuando es una situación ganar/ganar/ganar para uno, para el terapeuta primario y mayormente para el paciente.

Preguntas y respuestas respecto de EMDR, ADD y desórdenes de personalidad.

Pregunta: Quisiera un consejo. Me fue derivada una mujer porque "fracasaba" en otros tratamientos y había oído de EMDR. Su tema inmediato fue la inhabilidad para organizar su mente con relación a un tema financiero.

Respuesta: Qué significa esto realmente a nivel más profundo? (una pregunta que debe mantenerse in mente)

P: Su lista de diagnósticos incluye un reciente ADD, personalidad obsesiva, ansiedad generalizada, y (mi diagnóstico) desorden mixto de la personalidad con características *borderline* y narcisistas.

R: EMDR es un proceso maravilloso de diagnóstico. Mientras el tratamiento se va abriendo, el procesamiento revelará un cuadro diagnóstico más exacto y comprehensivo.

P: Esta paciente es alternativamente crítica y alabadora; demandante y conciliadora. Habla mucho y encuentra difícil cumplir con el protocolo de EMDR. Por ejemplo no me quiere dar el SUD porque no puede convencer a su mente. No puede identificar muchos de los targets potenciales (criada por una madre borderline y un padre narcisista) y tiene algunos buenos "insights", pero se defiende mucho. He tratado de usar la instalación de recursos, pero persevera en pensamientos e imágenes negativas.

R: Esto es un desafío para nuestra perspicacia clínica, creatividad, flexibilidad y disposición para desarrollar EMDR para estos pacientes que se fastidian (no hay que forzarla a entrar en un modelo con el que no puede trabajar ahora). La clave es poder fluir cómodamente con ella donde sea que vaya en su viaje.

P: He trabajado con ella durante 8 sesiones, tratando de acomodarme hasta donde sea posible estableciendo límites. A veces esto parece ayudar.

R: Si ella está tratando de manipularlo a Ud. y sabotea intencionalmente el proceso, se necesita un manejo activo del proceso de tratamiento. Si ella está haciendo lo mejor que puede, luego de establecer límites, como lo opuesto a la educación y al trabajo con ella en el nivel en que está, es el modo para hacerlo.

P: Ella requiere sets de movimientos de los ojos muy largos y repetidos y a veces no quiere hacer devoluciones, pero luego describe cambios o informa sobre sueños entre las sesiones. Esto es frustrante, distinto a otros pacientes con los que he trabajado con EMDR.

R: Es bastante irónico cómo podemos frustrarnos porque un paciente no cumple nuestras expectativas y no coopera con la receta del libro. El abordaje del tratamiento no debe estar determinado por nuestra comodidad o nuestra necesidad de saber y entender, sino por el seguir al paciente donde él necesite llevarnos.

Podemos trabajar hasta con una falta de retroalimentación, mientras sintamos que el paciente está procesando, y no desencadenando por dentro una respuesta adversa (Ud. se da cuenta cuando lo ve) y los cambios estén ocurriendo durante la semana, especialmente activados por el soñar. La única pregunta valiosa es si el paciente siente, piensa o actúa totalmente diferente durante la semana. Esta es la última confirmación de que el proceso está funcionando.

Pregunta: Ud. piensa que los pacientes con ADD o desórdenes de personalidad son candidatos improbables para EMDR?
R: Sería trágico, en un novato clásico de EMDR, "meter la pata" en no considerarlo como un candidato aceptable. El tratamiento de ellos es como trabajar con una combinación de dos niños terribles (que necesitan un apoyo y un entendimiento tremendos y que se definen a sí mismos por decir no!) y un adolescente lábil, testeador de límites, lloroso entre la necesidad de autonomía y la de dependencia de mamá y papá. No hay que abandonar el barco! He hecho protocolos a fondo con niños, adolescentes y adultos con vergüenza de base, que no podían o querían compartir información y obtuvieron un SUD de o y un 7 en el VOC sin saber yo cuál era el tema! Recuerden que las manifestaciones borderline son debilidades del yo y deficiencias del desarrollo, las cuales responden poderosamente a EMDR (perspectiva, síntesis, etc.)

Me da la impresión de que el tratamiento está funcionando. Hay que fluir con ellos y tratar de tomar un SUD como lo hacemos con los niños, midiendo con las manos el ancho en el aire. No se preocupen por jugar, compartir creatividad y divertirse con ellos. Recordar siempre que estos casos desafiantes son los que más nos enseñan.

Capítulo Cuatro - Procesamiento Corporal

En el desarrollo del tratamiento de EMDR, la Dra. F. Shapiro a puntualizado la importancia del rol jugado por el cuerpo (soma) en la experiencia del procesamiento: De acuerdo a sus descubrimientos empíricos, las sensaciones físicas pueden ser activadas por pensar en un recuerdo traumático, pueden ser un componente de la experiencia sensorial del trauma target en sí mismo (por ejemplo, un accidente o un ataque) y también pueden ser elicitadas por la resonancia de la cognición negativa. Por lo tanto, las sensaciones corporales son puntos focales invalorables para el procesamiento de EMDR. Que el escaneo del cuerpo aparezca limpio, es un criterio fundamental que se usa para determinar la terminación de un protocolo de tratamiento.

Mis creencias sobre las sensaciones corporales y el dolor han sido formadas por experiencias personales a través de mi vida con los síntomas somáticos. He sufrido de migrañas en mi adolescencia (Ahora tengo una migraña cada 10 años), dolores de estómago intensos cuando tenía 20 años y una tendencia a somatizar fácilmente y una historia de ansiedad, fobias discretas y ocasionales ataques de pánico. Me he observado hace pocas décadas sintiendo una intensa ansiedad y a ésta fluir directamente en una sensación de ardor en mi abdomen. En otros momentos esto comenzaba con ardor y yo observaba que se convertía directamente en ansiedad. La clave fue cuando me pregunté a mí mismo qué me estaba preocupando (modo que usaba antes de EMDR). Cuando lograba la comprensión consciente, la ansiedad y el dolor de estómago se iban. No tenía luego afecto libre sino en contacto con el enojo, tristeza o cualquier emoción que hubiera y la fuente de la emoción. También observaba que cuando tenía migrañas, yo estaba desprovisto de emoción y el autoexamen me llevaba a darme cuenta que estaba con una rabia que estaba totalmente bloqueada. La intensa "ceguera" de la rabia era acorde con la intensidad del dolor de la migraña.

Mis teorías sobre el procesamiento corporal han venido de esta auto-conciencia, desarrollada a través de la observación del procesamiento de las sensaciones somáticas en mis pacientes, durante EMDR. Esto incluye el flujo corporal donde he visto una correlación del casi el 100% entre el movimiento de las sensaciones corporales y la ansiedad, usualmente con un componente de pánico, y la focalización directa sobre las sensaciones corporales que lleva a liberar los contenidos de los afectos.

Mi abordaje con los pacientes que trato con EMDR, es poner atención especial a la necesidad de aprender dónde está el paciente emocional, física, espiritualmente y especialmente su inter-relación mente/cuerpo/espíritu. Ya sea que el paciente venga a verme para ayuda con un tema emocional o relacional, una condición física o búsqueda del alma, nunca miro aisladamente la mente, el cuerpo o el espíritu. Esto es especialmente así para las personas con síndromes de dolor y procesos de enfermedad. Esto no excluye cualquier condición significativa específica o técnicas orientadas a los síntomas. Es sólo visto en el contexto de un todo orgánico muy amplio, y en el interjuego con los diferentes aspectos.

Cómo se puede usar EMDR diagnósticamente, con la experiencia corporal?

Uno puede usar EMDR tanto para condiciones físicas (incluyendo síndromes de dolor) y condicione psicológicas. El increíble valor de EMDR como herramienta diagnóstica, en mi experiencia, no ha sido lo suficientemente considerado. He trabajado con puchos pacientes en relación a temas emocionales y sensacionales físicas asociada a cirugías pasadas. Nuevamente, la regla cardinal que se aplica al usar EMDR como una herramienta emocional de tratamiento, es que uno no presupone nada y que es el proceso del paciente lo que uno está facilitando. Esto no es distinto en el manejo de los pacientes en condiciones médicas y de cirugía. Como en cualquier proceso de EMDR, el paciente necesita ser educado lo más posible acerca de qué se trata el proceso, cómo funciona y cómo puede ayudarlo. Esto le permite definir para sí mismo y para nosotros qué quieren y necesitan ellos realmente. Hay que dejar que el paciente ya educado sea nuestra guía, no imponer sobre ellos creencias nuestras o deseos. Ellos tenderán naturalmente a pelear esto mental y físicamente llevando a una chance alta de fracaso del tratamiento.

He integrado varis ideas y prácticas de Dr. John Sarno sobre TMS (Tension Myositis Syndrome) con EMDR. La pregunta sobre el dolor corporal comienza como una de diagnóstico: Cuánto de esto está basado físicamente? Cuánto está basado en lo emocional? Cuál es la razón de la razón de la génesis del dolor físico y emocional? Esto lleva a usar EMDR para la experiencia corporal, creencias, afectos y reprocesamientos del incidente.

Cómo se pueden trabajar las sensaciones corporales en EMDR?

El procesamiento tradicional, es iniciado por la inducción al movimiento de los ojos, mientras el paciente mantiene la imagen, la cognición negativa, el afecto asociado y la conciencia de las sensaciones corporales. Sin embargo, ha sido empíricamente demostrado que el procesamiento efectivo puede ser exitosamente logrado, focalizando sobre la experiencia somática cuando la imagen y la cognición están ausentes. También, puede ser valioso focalizar sólo en la sensación corporal aunque los demás elementos estén presentes. Además, el uso de la visualización asociada a la sensación corporal ("Si Ud. imagina la sensación causada por algo en/o sobre su cuerpo, cuál sería esa sensación? Es sólido, líquido o gaseoso? Cuál es el tamaño, el color, la forma, peso, temperatura, textura, etc.?") acompañada por repetidos retornos a las sensaciones corporales, puede acelerar y focalizar el procesamiento. Cada vez la visualización tiende a modificarse, usualmente hacia tamaños más pequeños, menores pesos, colores más suaves, a medida que las sensaciones corporales disminuyen. Idealmente este proceso continúa hasta que no hay perturbación corporal discernible. En ese momento, el procesamiento puede finalizar o se puede retornar al target y ver si la imagen o SUDS han cambiado apreciablemente.

La focalización sobre las sensaciones corporales puede facilitar también el procesamiento con una agitación más reducida para los pacientes que tienden a responder con niveles problemáticos de inmersión, regresión o disociación. Hay una eficacia particular del procesamiento corporal en el tratamiento de condiciones somáticas cargadas, tales como hipocondría, desórdenes de pánico, patologías del carácter (armaduras) y dolor crónico (por ej. TMJ, espasmos musculares, dolores de cabeza, colon irritable, asma y fatiga crónica.

Cómo pueden los CDs y cassettes *BioLateral* ser usados fuera del consultorio para manejar temas físicos?

Las grabaciones de Sonidos *BioLaterales* proveen al terapeuta de EMDR de la flexibilidad de tener a los pacientes apropiadamente elegidos y preparados para usar los beneficios de la estimulación bilateral fuera del consultorio, para insomnio, agitación, relajación control del dolor y manejo "in vivo" del estrés de la enfermedad y las estadías en hospital. Esto es muy útil en la preparación para cirugía es particularmente efectivo en calmar y a veces eliminar la ansiedad pre quirúrgica en la sala de espera. Para la cirugía y otros procedimientos desarrollados bajo anestesia local, el uso de los auriculares durante los mismos, puede ayudar al paciente a estar relajado y en control, y apoyar el manejo apropiado para el doctor. Es aplicable también a los procedimientos dentales y las fobias dentales. El uso de esta tecnología también proporciona la posibilidad para el terapeuta de EMDR, cuando es apropiado, de hacer EMDR por teléfono, para pacientes hospitalizados o que no pueden salir de su casa. Esto puede ser hecho en un formato de sesión completa o segmentada dentro de 10 o 15 mini sesiones conducidas tan frecuentemente como se necesite.

Con pacientes con cáncer, EMDR puede ser usado con una multiplicidad de temas: enfermedad y posibilidad de muerte, dolor, separación de la familia y del hogar, manejar las conexiones emocionales de la enfermedad con los eventos traumáticos primarios (emocionales y físicos) y realizar abordajes alternativos como la visualización positiva.

Por supuesto que en el tratamiento de la dismenorrea, se buscarán tendencias subyacentes de bulimia y anorexia, o una historia temprana de abuso sexual, en la historia clínica y en el procesamiento de EMDR. Debe realizarse un examen médico a fondo sobre todas las condiciones físicas, para excluir o incluir las causas posibles. Cuando la fuente es orgánica, EMDR puede ser usado no sólo para trabajar con lo emocional, sino también como una contribución al tratamiento médico, usando las sensaciones corporales y la imaginación.

Uno de los aspectos claves de mi presentación sobre temas corporales, es el uso de la estimulación táctil bilateral más allá del "hand tapping". La técnica de la estimulación con mano alternada (o de los pies cuando se necesite o sea apropiado) se hace presionando puntos de acupuntura (o de reflexología) sobre líneas de meridianos y sobre áreas de molestia o sensibilidad. Muchos pacientes han encontrado que esto es una forma menos estresante de procesamiento, porque fortalece sensaciones corporales positivas, incluyendo el fluir de una sensación de calor y de energía. La aplicación de esta técnica, que naturalmente incorpora el contacto humano y el "touch" terapéutico, tiene una clara eficacia en el tratamiento de las condiciones médicas, especialmente en aquellas de dolor y/o debilitamientos severos.

Preguntas y Respuestas sobre el uso de *BioLateral* con dolor.
Pregunta: Querría saber cómo usa Ud. el *BioLateral* en la reducción del dolor. Tengo una víctima baleada cuyo brazo fue impactado por la bala, que pasó a través de su espalda y salió a través de su cuello. El nervio de su brazo izquierdo fue aparentemente dañado, lo cual le produce un dolor severo en la mano y parálisis del brazo. La CN es "Nunca podré volver a usar mi brazo" y eso—de hecho—es real.
Respuesta: Si he escuchado correctamente, la CN es una afirmación verdadera y no irracional o distorsionada. Por lo tanto, no procesará y necesita ser cambiada. Los temas de dolor son muy complicados. Ello depende mucho de las emociones del individuo, del perfil corporal y del dolor antes de la herida. Hubo alguna herida o trauma predadoras? Los temas del desarrollo de la niñez también juegan un rol clave en cómo una persona responde después a una herida o dolor. Yo focalizaría, usando los auriculares a través de la sesión, sobre el evento traumático y cualquier sensación corporal que emerja desde el afecto, antes de focalizar sobre el dolor de la herida. Si es un trauma discreto, se debe procesar, excepto por la existencia de una futura inhabilidad y dolor. Después de completar el protocolo, se determina si ha ocurrido algún cambio en el dolor del brazo o en el hormigueo de los dedos. El focalizar sobre esas sensaciones en ese momento, especialmente usando la imaginación, puede ayudar a modificar el dolor después.

El uso de *BioLateral* fuera del consultorio es particularmente útil cuando el dolor es más evidente o explícito, o cuando ocurre la alteración y la agitación sobre el dolor o evento.

Este es particularmente el caso de la persona que tiene dificultad para dormir o que se despierta en medio de la noche.

Preguntas y respuestas sobre temas Somáticos y Estados del Yo.
Pregunta: Una de mis pacientes mayores, de 58 años tiene muchos remordimientos sobre cómo ha criado a sus hijo. Tiene problemas intestinales, aunque no conozco los síntomas específicos del "síndrome de colon irritable". Lo que hemos descubierto es que mientras ella comenzaba a procesar su CN (algo así como "Tengo que pagar") surgía mucha tristeza. Mientras procesaba, había eventos específicos sobre los que verdaderamente se angustiaba – quizás 10 en total. Sus SUDS fueron bajando cuando volvió después de un procesamiento incompleto en la semana anterior, pero le fue posible completar los procesamientos de SUDS en la sesión próxima. Su CP fue algo así como "Se acabó: no tengo que pagar más". Hemos planeado instalarla esta semana. Creo que lo más importante fue que ella pudo tomar algo que sentía tan enorme y amorfo y darle un nombre y una estructura. Esta fue una sesión muy interesante para ambos. Cuál es su observación?
Respuesta: Su definición de los eventos es un excelente refinamiento de la utilización de garantías y devoluciones. He descubierto que cualquier cosa que provea de nuevas definiciones para el sujeto, ayuda a activar o a profundizar el proceso. Otro ejemplo, aplicable en este caso, es definir las sensaciones corporales a través de la visualización: "Si hubiera algo en/o sobre Ud. creando es sensación, qué sería? Cuál es la forma, tamaño, color, peso, temperatura, etc."?

Se necesitan algunas aclaraciones para responder apropiadamente a su pregunta. Cómo fueron afectados los síntomas del colon irritable por el reprocesamiento? La pregunta de cuánto su cuerpo estaba hablando por ella (llorando, gritando) necesita ser entendida por dónde éste estaba y dónde ahora está. El remanente de la perturbación somática puede ser focalizado directamente o, en otros casos, ser usado como un indicador diagnóstico de más material/trauma enterrado. Uno necesita proceder cautelosamente, focalizando directamente sobre el dolor corporal extremo como luces de emergencia de afectos desbordantes (estados de terror) fenómenos disociativos, los cuales pueden hacer un corto circuito en el proceso.

Ora pregunta es "qué queda de las tendencias autocríticas o auto agresivas de su paciente?" Un modo de determinar diagnósticamente ambas, así como de tratarlas, es usando el abordaje de la imagen de las partes del yo/separadas/estados del yo. Ambas cosas se resumen en un protocolo focalizando y catalizado por la estimulación bilateral (idealmente auditiva o táctil, de modo que el paciente pueda cerrar sus ojos y hacer sets más largos)

Se trata de hacer que el paciente imagine su yo en conjunto, parado en un claro del bosque, o en una butaca de un teatro vacio. Luego se le dice que escuche pasos entre los árboles o entre bambalinas. Que tenga la sensación de que este es su yo agresivo/crítico. Se le pide que lo llame y que le avise tan pronto lo vea esto suele funcionar rápidamente. Cuando el paciente lo ve, se le pregunta "cuántos años tiene? Qué tiene puesto? Cuál es la expresión de su cara? Cuál es su postura?" Esta es una técnica definitoria similar a la que Ud. ha conceptualizado.

Ud. está teniendo ahora acceso directo a una parte de él, crucial, hiriente y herida. El primer paso, es reasegurar al yo crítico(s) de que el objetivo nunca va a ser desterrarlo o imponerse sobre él. Esto es como pelear con una resistencia del paciente. Luego decir que este yo es un yo herido que se siente con poca voz, no reconocido, con poco poder y desamparado. Hay que recordarle al paciente que nosotros no suprimimos nuestras heridas, sino que tratamos de sanarlas. También puntualizar que este yo crítico tiene cosas valiosas para ofrecerle si puede ser sanado, tales como determinación, perseverancia, estándares altos, etc.

Sanar el yo crítico puede ser intentado de varios modos:

- Se puede trabajar un protocolo y hacer EMDR (mientras el paciente escucha los distintos tonos de cliente o siente la estimulación táctil).

- Se puede también identificar, llamar y clarificar un yo adulto competente, un yo parental amante, un yo espiritual o un yo sanador.

- Si ninguno existe, puede ser creado por el procesamiento de experiencias positivas que el paciente ha tenido de verdad y reuniéndolas. Hay que poner los estados del yo cuidadores, competentes y continentes junto con el yo herido y crítico, con la tarea de escucharlo, atenderlo, apoyarlo, cuidarlo y sanarlo.

- Si el yo crítico es resistente, se puede animar al paciente a usar su paciencia tal como lo haría con un niño enojado y herido.
- Si el paciente aún siente dolor abdominal, uno puede hacer que el yo competente ponga su mano sobre el estómago del yo crítico para aliviarlo.
- Se hace que el paciente observe las interacciones que se dan entre los aspectos de sí mismo, con la estimulación bilateral. Los resultados pueden ser notables.
- Se termina con un ejercicio de reintegración donde los estados del yo se tienen de las manos en un círculo, recitan su plegaria favorita, himno o canción y lentamente se mezclan todos juntos.
- Luego se retorna al "target" original en el protocolo para ver cómo este ejercicio lo ha cambiado y para reintegrar (conectar las redes neuronales) la imagen implícita entretejida en el protocolo. Luego se hace algo más de procesamiento del protocolo, para profundizar la internalización la experiencia.

Cuál ha sido su experiencia al focalizar sobre el dolor, en pacientes con Distrofia del Reflejo Simpático, con EMDR?

Aunque he trabajado con el procesamiento del cuerpo durante varios años, he obtenido algunas observaciones que querría compartir, y que provienen particularmente de mi trabajo en la cínica del dolor de ProHealth, un centro médico innovador local. Los pacientes que he visto, son los que suelen estar agotados de buscar opciones de tratamiento. Algo del dolor es de origen desconocido, algo proviene de las condiciones perniciosas de la enfermedad. Previamente, yo procesaba las sensaciones corporales o las áreas de dolor directamente, a menudo con resultados notables. Yo estaba bastante dispuesto a encontrar que esto, en mi trabajo en ProHealth, resultara generalmente en una exacerbación de síntomas físicos y emocionales. Diagnósticamente esto me indicaba que yo no estaba trabajando únicamente con condiciones claramente disociativas, sino que a menudo algunas eran de temprano origen. Tenía que recalibrar rápidamente mi abordaje en el tratamiento, usando pacientemente abordajes de ensayo y error.

El abordaje al que he arribado en eso, fue paralelo a uno que uso con pacientes con desórdenes disociativos. Es el abordaje estándar de tomar una historia completa, el DES, y establecer una relación de tratamiento segura y un sistema de apoyo con los pacientes de síndrome de dolor extensos, inusuales y no respondedores. Cuando se introduce EMDR, se hace con el tema más común actual, tal como "qué lo preocupa en este momento?" Un protocolo se construye alrededor de esto, con una cuidadosa observación de las sensaciones corporales. He observado frecuentemente que las sensaciones corporales emergen en las áreas habitualmente informadas por los pacientes (pecho, estómago, cuello, cabeza) distintas de las áreas de dolor intratable. Esto es así, si el dolor permanente es desde otro lugar y tiempo y tiene una vida por sí mismo, lo que bastante literalmente viene a ser: extremadamente temprano en el desarrollo.

En el uso introductorio de EMDR, comienzo con movimientos de los ojos extremadamente lentos, literalmente tomando 15 a 30 segundos para cada sacada, para una o dos repeticiones. Luego me detengo para chequear cómo el paciente está procesando. Si aparece cualquier abre acción extrema o cambio, inmediatamente detengo el proceso. Sin embargo, con este abordaje suave, raramente pasa eso. Bajo observación, muy gradualmente incremento las sacadas y la cuenta del movimiento de los ojos. He encontrado con este abordaje, que los protocolos básicos pueden ser procesados de un modo que hace comenzar la estructuración o procesos de construcción del yo. También he observado, que las sensaciones corporales elicitadas por la focalización en algo de mediano puntaje, se procesarán como es habitual, con poco o ningún efecto sobre los síntomas de dolor refractarios. Esto sugiere una cualidad disociativa y muestra cómo la experiencia corporal puede estar dividida, exactamente como puede estar el yo.

Gradualmente estos pacientes pueden tolerar más en focalizaciones profundas, particularmente sobre el trauma del comienzo de su dolor, de un accidente, de una cirugía o sobre el trauma del cuerpo que lo puede haber elicitado, así como sobre sus miedos respecto del pronóstico futuro. Por supuesto, el uso de la instalación de recursos, del lugar seguro, sereno, es una parte esencial del proceso. He encontrado bastante valiosa la focalización especial sobre los aspectos separados, las partes o los estados del yo. Esto es especialmente para identificar y sanar el yo crítico y los aspectos agresivos, así como para los aspectos del yo corporales.

A través de este proceso de tratamiento extendido en el tiempo, se conduce la observación cercana de cualquier metamorfosis en las áreas resistentes de dolor. Esto dará alguna indicación del comienzo de cambios profundos y del aprestamiento del paciente para manejar un trauma profundo. Este trauma aún tiene que ser determinado, tanto para una resolución a fondo de los síndromes más resistentes de dolor, como para los traumas tempranos preverbales, que están entrelazados con ellos, para que se pueda lograr una resolución a fondo. Sin embargo, con nuestro continuo integrador, innovador, desarrollo de los estados, o con las técnicas por el arte y con el uso verdadero de la relación bipersonal sanadora, esto permanece dentro del dominio de la posibilidad.

Qué piensa acerca del efecto de EMDR sobre el Síndrome de Fatiga Crónica (SFC)?

Hay una pregunta sobre el grado de la implicación límbica en el SFC y en los síndromes de dolor crónico e intratable. Cuando estas condiciones son resistentes a todas las formas de tratamiento médico y psicoterapéutico, hay que considerar la posible existencia de trauma temprano, preverbal, (quizás en los primeros momentos de la vida). Esto es, cuando la experiencia emocional y somática tienen aún distintas necesidades para ser consideradas. Esto podría también reflejar un proceso disociativo esencial, donde los síntomas físicos sostienen experiencias tempranas de terror y han resultado una pared de protección.

Esto puede ser testeado diagnósticamente focalizando sobre un estresor habitual con un rango medio de SUD usando sets breves de movimiento de los ojos muy lentos. Si rápidamente emerge una intensa y explosiva abre acción, hay que discontinuar y tomarla en cuenta como una señal diagnóstica y significativa de que estados altamente disociativos puedan emerger rápidamente. Si se da un procesamiento normal, uno puede incrementar gradualmente el paso y la cantidad de los sets de movimientos de los ojos, quizás moviéndose hacia la estimulación auditiva o táctil. Es interesante observar si emergen otras sensaciones corporales tirantez en el estómago, pecho, etc.) y se procesan sin efecto sobre el dolor o los síntomas de SFC. Esto refleja la naturaleza disociada de los síntomas. Después de que se haya dado un procesamiento considerable, incluyendo la instalación de recursos, uno puede intentar focalizar sobre los síntomas directamente, de un modo gentil. Lo mismo podrá ocurrir un lento movimiento, o nada ocurrirá, o una abre acción directa o demorada, posiblemente va a ocurrir.

En general, hay que usar EMDR con estos pacientes, si ellos pueden tolerarlo, como con cualquier otro, focalizando material significativo. Lidiar con todo el sistema puede llevar a las áreas donde los recuerdos están bloqueados en el cuerpo. Por supuesto, hay que tener siempre en cuenta los aspectos puramente fisiológicos de los síntomas que necesitan de una atención médica apropiada.

Cómo se puede ayudar a tratar la presión alta con EMDR?

Habría que comenzar el procesamiento preguntándose a sí mismo si existe algún tipo de perturbación o componente emocional que está contribuyendo a la elevación de la presión sanguínea. Si no viene nada, esto se procesa. Por ejemplo: en una visualización, "pídale a su mente que produzca una imagen de su sistema circulatorio tal como está ahora y observe qué tipo de problema aparece. Luego pida a su mente que produzca una foto de cómo debería lucir. Si puede, sostenga ambas imágenes juntas y sugiérase a sí mismo que la foto habitual tome lentamente el aspecto de la ideal. También imagine un interruptor que Ud. pueda controlar para hacer que esto ocurra a voluntad. Si Ud. se opone a este proceso, pregúntese a sí mismo por qué y procese el material que emerja". Procese la imagen con la idea de que los lagos cambiarán geológicamente de un modo que causarán menor corriente (presión) de agua".

Preguntas y respuestas sobre EMDR y Tartamudeo

Pregunta: Hace varias semanas usé EMDR para ayudar a un muchacho para quien el tartamudear reduce su miedo de ir a lugares públicos. La imagen para focalizar fue la de él yendo a una sección de una tienda. La CN era: "Todos me miran y me enjuician" y la CP era la opuesta. El VOC 4 y el SUD 7 con emociones de ansiedad, miedo y sentimientos de inferioridad. Al final de la sesión terminó con un VOC de 5 y un SUD de 3. Cuando volvió para la sesión siguiente dijo que había podido hacer lo temido y que por lo tanto no necesitaba completar el procesamiento. Este hombre fue criado por un padre controlador y una madre sobreprotectora. Ahora que él me pidió que lo ayude con su tartamudeo, siento que debería completar el procesamiento de la escena temida de la tienda. Cuál es su consejo?

Respuesta: Los pacientes suelen percibir erróneamente que han llegado lo suficientemente lejos con un protocolo cuando las cosas cambian, se sienten y funcionan mejor, aún cuando ellos no hayan llegado a 0 en el SUD: A veces es falta de información y también el miedo a abrir material posterior. Yo sugiero primero la parte educacional y después la parte de exploración (usando la estimulación bilateral). Este paciente no sólo necesita procesar sus ansiedades habituales, sino también necesita focalizar sobre sus experiencias de la niñez, especialmente aquellas con su madre. Uno puede casi imaginarlo desbordado de miedo, culpa y vergüenza mientras está siendo confrontado con enojo mediante una pregunta y siéndole imposible que le vengan las palabras. Es interesante preguntarse cómo algo como esto es cargado fisiológicamente y es traído hasta el día presente, tartamudeando. Sólo después de que los temas presentes y pasados hayan sido procesados, puede focalizarse directamente sobre el tartamudeo con una efectividad total.

Preguntas y Respuestas sobre diferentes formas de estimulación neurológica

Pregunta: yo integraba un grupo de discusión en la que los ingredientes activos de EMDR fueron discutidos extensivamente. Algunos decían que había muchas investigaciones que apoyaban la idea de que los movimientos de los ojos no eran necesarios. Pero subjetivamente, alguna forma de estimulación o procesamiento que provoca la integración de los estilos hemisféricos, parecería tener bastante impacto. Creo que hay estímulos que pueden substituir los movimientos de los ojos u otra estimulación bilateral alternada en varios grados, pero no puedo imaginarme de renunciar a esto. Yo apostaría que a veces, habrá más evidencia a favor de la estimulación bilateral alternada.

Respuesta: Con mi involucración en el sonido bilateral y la estimulación táctil, he visto mucha de la tecnología disponible más allá del mundo de EMDR, para evaluar la aplicabilidad al procesamiento que estimulamos. He chequeado Hemisync que describe el uso de sonido binaural (frecuencias de sonidos diseñadas diferentemente para cada oído) y determiné que no era bilateral (confirmado por el ingeniero de sonido). A pesar de todo he procedido con unos pocos pacientes para tratar de usar Hemisync con el protocolo de EMDR. He observado un procesamiento comparable a la estimulación bilateral del ojo, sonido o táctil.

He tratado de usar movimientos de los ojos lentos arriba/abajo, simultáneamente con mis cassettes y he encontrado algunas respuestas positivas, especialmente con procesamientos bloqueados. Creo que hemos arañado ya la superficie, cuando entendemos y hacemos un uso controlado de la estimulación bilateral, así como las otras técnicas desarrolladas.

Capítulo Cinco – Definición y Redefinición de EMDR: Aumento del rendimiento y de la creatividad

Cuáles son sus ideas y experiencias respecto del Aumento del Rendimiento con EMDR?

Como provengo de un campo clínico diferente de la mayoría de los que trabajan en el área, lo llamo Aumento del Rendimiento (también llamado Alto Rendimiento y Psicología de Deporte). El diagnóstico y el abordaje del tratamiento que empleo (desarrollo y relaciones de objeto) tiende a ser diferente a la norma. Mi filosofía y conceptualización de los temas del desempeño, también tienden a cubrir un espectro más amplio que la mayoría. Correspondientemente, mis ideas y abordajes no pueden ser organizados dentro de un protocolo básico. Sin embargo, intentaré presentar esas ideas del modo más sucinto posible.

As 9 líneas guía para el Aumento del Rendimiento

1.   El Rendimiento debe ser visto en el contexto más amplio de la experiencia de vida, del significado y la auto percepción y es limitado cuando se mira primariamente en términos de estímulo y respuesta sensorial, pensamiento (creencias) y conducta.

2.   El Rendimiento es una constante diaria, tema de todos los días para todo el mundo, incluyendo todas la interacciones con los demás y nosotros mismos (como Ed Koch que acostumbraba a preguntar repetidamente sobre su rendimiento siendo el alcalde de N.Y.: "Cómo lo estoy haciendo?"

3.   El modo como experimentemos el rendimiento en el presente estará influenciado por la acumulación de experiencias sobre rendimiento desde el nacimiento (experiencia intrauterina?) La manera como nuestros padres y cuidadores respondieron a nuestros rendimientos tempranos tales como cuidados, sonrisas, balbuceos, caminar, hablar y las formas del entrenamiento en higiene, forman la fundación para nuestras experiencias posteriores de rendimiento (internas y externas) Los padres

pueden responder con reflejos positivos (Kohut) tales como excitación y comentarios como, "mira lo que ha hecho Ellen?"o "Qué hermosa pintura?". Sin embargo, si los padres responden adversamente o quizás de un modo más dañino, que consiste en ignorar estos tempranos rendimientos, se acumulan estratos negativos que desarrollan un sentido de rendimiento del tipo "Soy malo" (desarrollo de la vergüenza) o "Soy invisible" (No existo). Las experiencias sociales tempranas con pequeños amigos y el ir a la guardería y al jardín de infantes son claves para nuestras historias de rendimiento porque ellas son usualmente el primer rendimiento en grupos estructurados y la evaluación de experiencias de vida. El procesamiento en EMDR de la ansiedad por el rendimiento cotidiano, suele producir recuerdos de humillación en la escuela, especialmente en la primaria.

4.   El rendimiento y la ansiedad social son fenómenos dinámicos que se originan con creencias e imágenes negativas de sí mismo, la mayoría inconscientes y formadas tempranamente en la vida. Estas percepciones internas son silenciosamente proyectadas hacia las mentes (pensamientos percibidos de los observadores (audiencia u otros) y son entonces erróneamente experimentadas como externas. A través de la reintroyección, se activan las tendencias de los sujetos hacia la ansiedad y la vergüenza, y se afecta también la experiencia interna y el rendimiento real, formando un "loop" negativo. Esto puede desarrollarse en una espiral donde esto empeora y llevar a una evitación o cesación de la actividad. El hecho de identificar cómo esas dinámicas se desarrollan y son jugadas por el individuo, puede ayudar a exponerlas y desenmarañarlas, especialmente incorporando EMDR en la exploración y la focalización sobre las experiencias formativas.

5.   Las auto-percepciones, creencias y autoafirmaciones negativas proyectadas (que identificamos como cogniciones negativas) suelen emanar de distintos estados del yo o de aspectos separados, aún en individuos que no son DID. Estos son aspectos

autocríticos y/o agresivos, que pueden ser identificados y trabajados directamente. Estos aspectos están necesitados de curación porque ellos usualmente se sienten con poca voz, con poco poder, sin derecho a voto y están sufriendo. Ellos también, cuando sanan, tienen energía, asertividad y determinación, lo cual puede servir para todo el yo. Otros aspectos (parental o espiritual/sanador) pueden ser traídos al aspecto agresivo para sanar y/o dirigir el protocolo de trabajo con este aspecto.

6. Las ganancias secundarias de los bloqueos del rendimiento, necesitan ser consideradas y evaluadas. Las ganancias secundarias escondidas suelen jugar un rol que lleva a la evitación y al escape. Para el niño o adolescente prodigo, la pregunta de, "quien soy yo en mi rendimiento, yo mismo o mi padre?" (instructor o profesor) suele estar silenciosamente al acecho. Este tema continúa dentro de la vida adulta del prodigio, que puede ser ocultamente rebelde o pedir por reconocimiento o ayuda. Suele ocurrir que los prodigios sean abusados en su niñez, especialmente en relación al desarrollo de sus dones. He trabajado con más de un concertista de piano que había sido golpeado en la cabeza por su madre/profesor o verbalmente humillado por un profesor entre la edad de 6 y 10. Estos personajes públicos son vistos como mercancías por compañías y "fans" y están por lo tanto divorciados de su verdadero ser. "A ellos no les gusta como soy, les gusta lo que hago." Ello profundiza la experiencia traumática de abandono y explotación y tiende a intensificar la necesidad de sujeto a depender defensivamente del narcisismo y la disociación. Este es un riesgo a evitar habitualmente en la conducción de trabajos de rendimiento. El paciente necesita saber que ambos (él y el terapeuta) están sintonizados con su pérdida del yo verdadero y están comprometidos a manejarlo en un trabajo conjunto. Mientras que el problema actual es conductual y el resultado último del tratamiento deberá ser evaluado en esos términos, la conducta tiene que ser reintegrada dentro de la experiencia personal. La pregunta "qué significa para mí mi

rendimiento?"fluye naturalmente de una más amplia, "quién soy yo?" y, qué quiero de mi vida?"

7.   Como con todo trabajo de EMDR, es esencial a educación máxima de los pacientes sobre el proceso. Ellos necesitan saber que la exploración y el trabajo que su historia personal y de rendimiento será esencial. También necesitan entender y acordar sobre la exposición personal y efectiva (de sí mismos y de uno) que puede ser necesaria para cambiar la conducta.

8.   En la práctica, las tren cosas más importantes son el seguimiento, el seguimiento y el seguimiento. No importa qué clase de cambio o reprocesamiento está ocurriendo en la sesión, esto no es garantía de progreso en l rendimiento. La(s) sesión(es) de seguimiento provee la oportunidad de ver qué ha cambiado y qué no. Esto da la oportunidad de instalar los cambios positivos (una huella de realidad) similar a la cognición positiva). El remanente de experiencias negativas puede entonces ser procesado de un modo más focalizado. Es de esperar que, mientras las sesiones prosiguen, las experiencias positivas se ampliarán y las negativas se estrecharán. Las oportunidades para el trabajo "in vivo" pueden también ser evaluadas mientras se desarrolla el proceso. Puede ser valioso trabajar simultáneamente, el otro histórico y apuntalando la inhibición en el rendimiento. El movimiento de atrás para adelante entre estos protocolos en una o en un número de sesiones, a menudo realizará un movimiento sinérgico en cada uno.

9.   Hay que recordar siempre que el objetivo, a menos que haya un cambio por mutuo consentimiento, es el progreso conductual tal como es definido por el sujeto. Ellos necesitan ser guiados y apoyados para determinar cuándo han cumplido satisfactoriamente el objetivo, aunque quede por cumplirse un trabajo más personal.

Los procesos neurológicos que pueden ser observados siguiendo a un evento traumático, parecen paralelos a aquellos de un sujeto o atleta que sufre de ansiedad por rendimiento, bloqueo creativo y pérdida de confianza. EMDR tiende a reprocesar y resolver estas situaciones de rendimiento, del mismo modo rápido y efectivo que ayuda a un individuo a moverse de una experiencia traumática. EMDR es efectivo también en la liberación y resolución de la perturbación experimentada por ejecutivos de empresas, así como en el incremento de habilidades para tomar decisiones. EMDR también es efectivo en contener la ansiedad que suele preceder a un procedimiento médico significativo, y ha sido usado para mantener la relajación durante el rendimiento quirúrgico bajo anestesia local. Un atleta o ejecutante recuperado de heridas o cirugía frecuentemente sufrirá de temor o de nuevos daños y pérdida de confianza en la eficacia de la integridad de su cuerpo. EMDR es también efectivo en la liberación de las imágenes y pensamientos negativos que acompañan al proceso de recuperación.

Cómo difieren los trabajos sobre aumento del rendimiento y sobre creatividad?

Ambos, el aumento del rendimiento y de la creatividad, están ligados y coinciden, pero hay claras diferencias. El aumento del rendimiento implica el paso adicional del cambio de la experiencia interna hacia tareas específicas de conducta. El incremento de creatividad está más orientado a lo interno y fluye más abiertamente en procesos hacia fuera. Coincidentemente, puede ser menos difícil trabajar con la creatividad no bloqueada que mover el rendimiento inhibido. Por ejemplo, el bloqueo de un escritor puede ser a veces reducido o disuelto simplemente focalizando sobre el aspecto experiencial del bloqueo. Esto puede o no, abrir otros canales que necesitan ser procesados. Lo positivo para instalar puede ser la experiencia sensorial recordada del flujo creativo. El desbloqueo lleva a un proceso de apertura, a veces fácil y rápido. En contraste, con el rendimiento, el abrir y el fluir tiene que llevar a progresos específicos en el funcionamiento de las tareas de conducta, lo cual es en esencia, una focalización o estrechamiento. Por ejemplo, un jugador de béisbol que se siente más relajado y confiado en la base, tiene que poder aumentar su habilidad para desempeñarse en los mecanismos de conexión con un punto del bate y que se da en un giro tal que pueda hacer frente a una pelota que viene a más de 150km por hora. Estar en un estado de flujo significa poco, a menos que la tarea específica pueda ser realizada con gran eficiencia y seguridad. Esto puede ser muy difícil de alcanzar, especialmente tomando en cuenta que aquellos involucrados en alto nivel de rendimiento suelen estar externamente focalizados y fuera de contacto o aún disociados de sus procesos internos, los cuales puede ser amenazadores para ellos. La creatividad, por contraste, es sintonizar con los procesos internos y fluir bellamente con el proceso.

Por más de un año he trabajado con actores, que son maravillosos respondiendo a EMDR. Mucho de su entrenamiento y ejercicio es paralelo al proceso de EMDR. Ellos tienen temas significativos con sentimientos de no ser lo suficientemente buenos y también de ser un fraude con un trauma considerable de base. Actuar es profundamente creativo e interno, así como externo y orientado al rendimiento. He trabajado también con escritores, músicos, artistas gráficos y atletas. A pesar de lo maravilloso que es EMDR con esta gente, es extremadamente difícil entrar en el mercado. Uno puede vender oro puro por el mismo precio de la plata sin tener compradores, mientras que aquellos que venden cobre por el precio del oro pueden tener multitudes a su alrededor. Si uno entra en este campo, debe tener una perseverancia suprema. Recuerden que la perseverancia es una dolorosa y larga carrera, aunque no una maratón. No hay punto final y los ganadores son aquellos que aún están corriendo mientras todos los demás se han dejado caer!

Cuáles son las técnicas de EMDR para uso personal?

Uso EMDR conmigo mismo todo el tiempo en una variedad de situaciones. Es sorprendente para ayudar a recuperar información que duerme en su mente o está en la punta de su lengua. Tengo un hijo de 14 años que lo usa cuando tiene pruebas y no está seguro de una respuesta. También lo uso para el alivio de las sensaciones corporales, estrés, perturbaciones y para lograr "insight". También hago que mis pacientes los usen, con mis cassettes o exactamente sobre un punto alternando con la presión de los dedos o de los puños. Esto es similar a dar una caminata para ordenar sus pensamientos.

Cómo ha usado EMDR actores?

De todas las aplicaciones de EMDR para el incremento del rendimiento o de la creatividad, la más importante que hice fue para la actuación. He desarrollado e implementado protocolos de Entrenamiento de Actuación con EMDR (EAC). Esta técnica está diseñada para ayudar al actor a reducir o eliminar rápidamente la ansiedad en la actuación y en las pruebas, explorar caracteres en profundidad y textura y la realización en escena con espontaneidad y confianza acrecentadas. EAC mezcla las técnicas del entrenamiento tradicional de los actores con un abordaje psicológico estructurado, acelerado por la estimulación de los hemisferios cerebrales. Los resultados han sido dramáticos.

Este es un ejemplo del EAC en acción. Visualizando su rol, el actor identifica sus pensamientos negativos, ansiedad y dónde ello está localizado en su cuerpo. Esto es limpiado con los tonos derecho/izquierdo, estimulación táctil o M.O. El actor es luego guiado a explorar en su mente los eventos profundos que han formado la vida del carácter. Ellos son procesados con estimulación derecha/izquierda, lo cual rápida y profundamente trae esas experiencias a la vida emocional del actor. El resultado es un poder casi sobrecogedor y novedoso que emerge espontáneamente en escena.

Preguntas y Respuestas sobre EMDR en Alto Rendimiento en golf

Pregunta: estoy haciendo una presentación sobre Alto Rendimiento en golf. Durante esa presentación, quiero introducir mi programa y los tipos de herramientas de entrenamiento que tengo.

Respuesta: Quizás Ud. pueda darme una impresión de su programa para golf y cualquier pregunta que tenga sobre temas de rendimiento. Ha escuchado sobre los "yips"? El "yip" es una reacción inestable que causa en los golfistas la pérdida de los putts (golpes cortos al hoyo). Esto les trae una pérdida de confianza en sí mismos, y quedan enganchados en un ciclo negativo que no pueden romper, a veces por años. El gran Ben Hogan fue conocido por el sufrimiento crónico de "yips". Creo que esto tiene un componente de TOC/pánico y sería interesante estudiar la cantidad de cuadros clínicos en las que es encontrado. EMDR puede ser muy útil con esto, aunque a veces resolver. En general lo subyacente es el miedo al fracaso o miedo al éxito/culpa/masoquismo.

Es también interesante tomar una historia del golfista. Qué edad tenía cuando comenzó a jugar? Lo hicieron por su cuenta o por sus padres o por otros? Cuál ha sido su historia de desarrollo de la habilidad y apreciación y alegría por el juego? Cuál ha sido su experiencia con lecciones, torneos, competencias, arriesgándose en el juego o juega como una oportunidad para hacer negocios? Cuáles son los temas femeninos versus los masculinos con el golf? Los temas de edad, condición física, condición emocional, concentración, aprendizaje? Cuáles con los puntos fuertes y débiles de los golfistas: juego corto, juego largo, sobre el "green", consistencia? La primera experiencia de salida es distinta que la número quince o la 14º?

P: Ud. dijo que es necesario el tratamiento in vivo y me gustaría escuchar más sobre ello.

R: Es muy simple. Con un paciente con el que uno haya hecho el trabajo en el consultorio, las oportunidades para hacerlo en vivo y en directo, en la cancha, donde se procesa lo negativo para sacarlo afuera y lo positivo para instalar adentro, son directas y poderosas. Por ejemplo, en el primer hoyo, se le pregunta al paciente qué está pensando y cómo se está sintiendo emocionalmente y físicamente. Se lo hace que focalice sobre cualquier cosa negativa hasta llegar a 0. Entonces se los hace ir hacia lo positivo (usando los 5 pasos) y que procese por dentro. Luego el paciente hace el tiro y uno procesa lo positivo hacia adentro y lo negativo hacia afuera. Esto se repite en todos los tiros. Después nos sentamos y reprocesamos la experiencia total. Esta es mi versión resumida. Recordar que como terapeutas de EMDR lidiamos todos los días con los temas de rendimiento de todos nuestros clientes.

Cómo trata el miedo a volar con EMDR?

En el tratamiento del miedo a volar, lo primero es evaluar si el miedo es discreto o está en el contexto de una ansiedad más importante o de un desorden de pánico. El primero se procesará más fácilmente que 1 último. Uno tiene que hacer una evaluación incluyendo una historia personal. Tiene otras fobias (especialmente a manejar)? Cuándo comenzó el miedo? El miedo está conectado a un incidente traumático, especialmente a uno asociado a volar? Es simbólico de algo? Fueron, ya sea los padres o el paciente mismo, expuestos a condiciones de ansiedad, especialmente al miedo de volar?

Uno puede establecer el foco del protocolo basado en la imagen temida, una imagen desde un recuerdo real y/o la cognición negativa ("vamos a estrellarnos" "voy a morir", "no puedo sobrevivir sin estar en control") lo cual fluye detrás de la imagen.

Mientras hace el procesamiento, debe estar especialmente consciente de las sensaciones corporales. Si puede limpiar las sensaciones corporales, ha cumplido más que la mitad de su objetivo. Si las sensaciones corporales siguen fluyendo (cambiando de lugar, calidad o imagen) sin procesamiento, hay una posibilidad de que su paciente tenga un desorden de pánico subyacente. Este, por supuesto, es más difícil de resolver y es un ejemplo de cómo EMDR puede ser usado como una herramienta diagnóstica.

Suponiendo que uno pueda procesar el protocolo hasta llegar a 0 en el SUD, luego hay que utilizar un proceso de inoculación combinando EMDR e inmersión (flooding). Se trabaja una escena imaginaria de vuelo que sea lo suficientemente temida (por ejemplo, turbulencias continuadas descriptas gráficamente) que tenga un SUD de 5 o mayor. Se confeccionan escenas temidas de modo creciente (Tiene que ser sádico y continente al mismo tiempo) tales como dos motores prendiéndose fuego. Suba la apuesta y continúe el proceso hasta que una escena no imaginada incremente su carga. Luego se instala la huella positiva a futuro desde hacerle imaginar un vuelo, esperando a bordo hasta despegar, con una sensación de calma y control.

Por supuesto, nada de esto tiene valor a menos que, como en cualquier trabajo sobre rendimiento, el paciente tenga una chance de realizar la tarea, tenga una experiencia mejorada, y seguida por una sesión para instalar las ganancias hechas y maneje lo negativo que pueda haber ocurrido. Un viaje al aeropuerto es una exposición fácil; un vuelo planeado es el gran desafío con la oportunidad de resolución total. Este puede ser uno de corta distancia o un vuelo como parte de un vuelo por placer o de negocios.

Es muy importante que el paciente se enganche en la auto estimulación de EMDR tal como el movimiento de los ojos entre dos focos de luz sobre la pared, "tapping" o presión de los dedos, o el uso de cassettes. Esto puede ser provisto antes y durante el vuelo (especialmente en el despegue) y puede ser un auxiliar muy efectivo en el tratamiento en al consultorio.

He tratado muchas personas que sufrían de miedo a volar, incluyendo dos que estuvieron involucradas en caídas de aviones entre 10 y 20 segundos con caos y lesiones del avión. Se logró una resolución total o bastante cercana a lo total. Cuando eso no es así, puede ser un desorden de pánico significativo, un DID o algo escondido que alimenta poderosamente el no volar (por ejemplo, no visitar a la suegra del otro lado del país).

Pregunta y respuesta sobre el temor a escena (usando protocolos paralelos)

Pregunta: Tengo una pregunta clínica sobre una mujer de 25 años muy dotada como violinista, con una tremenda escena temida, que tiene una prueba la semana que viene y me ha pedido un tratamiento de EMDR. Tiene alguna experiencia en esta combinación?
Respuesta: La situación de su paciente podría ser muy amplia, puede ir desde lo más básico hasta lo más complejo. La clave es determinar si esta es una ansiedad aislada o es parte de una ansiedad mayor o un desorden de pánico. La primera es mucho más fácil de resolver. Se toma una historia del rendimiento – cuándo comenzó la ansiedad, cuándo fue la peor, etc. Recomiendo el uso de protocolos paralelos, comenzando con el de rendimiento cotidiano para situaciones de ansiedad y entonces tomar la CN y preguntarle qué incidente en su vida temprana, preferiblemente en la niñez, viene a la mente, y construir un protocolo con eso. Hay que comenzar por el procesamiento del protocolo más temprano pero cambiando hacia el más reciente, cuando parezca que aparecen los cambios. El sólo proceso de establecer los dos protocolos revelará mucho.

Logre la Mejor Actuación de su vida: pasando del Miedo a Escena al Estrellato con EMDR: un ejemplo de la mejoría del marketing personal basado en el Aumento del Rendimiento por EMDR, en las pruebas teatrales.

Imagine este escenario, aunque eso no sea mucho más que un desafío a realizar. Ud. está esperando una prueba importante que significa un mundo para Ud. Lentamente la ansiedad y la inseguridad crecen como la bruma sobre el océano. Siente su cabeza como lena de gas, un puño de origen desconocido agarra y tuerce su estómago y una corriente eléctrica pasa a través de su cuerpo, como si sus orejas estuvieran sujetas por cables a una batería. Ud. no puede escapar de los pensamientos, "no soy lo suficiente bueno", "soy un fraude, ellos de darán cuenta", "por qué me he puesto a mí mismo en esta humillación y tortura? Quizás debería irme". Sus dedos se sienten ahora como si estuvieran cubiertos con un pegamento y Ud. sabe que la condena es inminente. Cuando lo están llamando, Ud. entra al escenario muy pendiente de sí mismo, anticipando que va a perder el equilibrio y que se va a caer dentro del pozo de la orquesta. "Por lo menos luego podría escapar gateando sin que lo adviertan, para nunca volver a ser visto." Ud. se sienta y mira las caras pálidas y sin expresión de aquellos que lo evaluarán en su prueba y piensa, "Ellos aún no han escuchado una nota, entonces por qué están pensando que apesto como un pescado viejo?"

Aunque los miedos no se materializan y la escena dejó de sentirse como la cubierta inclinada del Titanic, uno está frustrado por la conciencia de que su ansiedad anticipatoria no sólo bloquea el rendimiento de su potencial sino que también duele terriblemente. Alguna vez también, en una orquesta importante, ha tocado Ud. un tono fuera de ritmo a destiempo, que resonó a través de la sala como un toro alzado llamando a aparearse? Para hacer las cosas peor, el sonido permanece con Ud. por días como una ambulancia siguiéndolo todo el tiempo con su sirena aullando. El irse a dormir no provee el escape sino que cada vez que Ud. cierra sus ojos en la cama ve la mirada fija y cruel, tipo láser del conductor, que le dice, "detesto tu incompetencia, muere, tonto!"

Por suerte ha habido un descubrimiento reciente que es tan espectacular como simple, llamado EMDR. No hay nada parecido a EMDR en cuanto que puede controlar o aún eliminar estos miedos irracionales y anticipatorios. La técnica es igualmente efectiva para ayudarle a dejarse ir y movilizarlo, a consecuencia de un fracaso real o percibido. EMDR es también una herramienta poderosa cuando se usa para reforzar y intensificar la imaginación, pensamientos, sentimientos y experiencias sensoriales asociadas con rendimiento positivo.

EMDR obtiene este efecto alternado la activación de los hemisferios del cerebro. Esto se cumple por la inducción del movimiento de los ojos, por la estimulación táctil o auditiva. El individuo comienza por tener en su mente simultáneamente, una imagen "congelada-enmarcada" negativa o positiva, la creencia asociada y las emociones acompañantes. Esto último lo lleva a sacar lo negativo hacia afuera o a procesar incorporando la experiencia positiva. Como este procedimiento activa el sistema neurológico, los cambios positivos son casi siempre permanentes. Por supuesto, no sólo es aceptable ser escéptico, sino también sabio y prudente. Para ser creído o aún entendido, EMDR tiene que ser experimentado. Hemos ayudado a cientos de personas para beneficiarse de este sorprendente proceso y esperamos que Ud. esté intrigado para darle una oportunidad. Estamos convencidos de que Ud. va a considerarlo un buen camino.

Capítulo Seis: Instrucciones para el uso
de las Grabaciones de Sonidos *BioLaterales*

Es importante ser consciente de que la transición del movimiento de los ojos a la estimulación bilateral auditiva para EMDR, es un cambio significativo de paradigma. Si Ud. ha usado solamente los movimientos de la mano o de los dedos, puede sentir cierta confusión así como la pérdida de la involucración directa con el paciente. Esto puede sentirse incómodo al principio, aunque los beneficios para Ud. de menos uno y lágrimas sobre su hombro, la habilidad de observar y tomar notas durante el procesamiento, resultará evidente con el tiempo. El paciente necesitará también aclimatarse al cambio. Algunos disfrutarán de los sonidos inmediatamente, otros con dificultades en la adaptabilidad pueden necesitar tiempo para ajustarse el cambio de abordaje. Pruebe el *BioLateral* con un paciente nuevo y observe su respuesta porque esto no requiere el ajuste.

Los cassettes y los CD *BioLateral* fueron conceptualizados para proveer de una estimulación auditiva derecha/izquierda, integrada dentro de música o sonidos tranquilizantes. El propósito de esta síntesis es disminuir la intensidad de la perturbación y la abre acción del paciente. El sonido puede ser como un lugar seguro que experimentado simultáneamente con la estimulación bilateral (algunos pacientes lo tiene establecido directamente). Como resultado, el procesamiento puede parecer más suave o acompañado de un efecto relajante. A través de la observación clínica, el nivel de relajación puede oscurecer o distraer la concienciación del procesamiento que se genera.

1. *Problema con el desencadenamiento:* Qué se hace si el paciente dice "no viene nada", "mi mente estuvo en blanco" o "sólo me relajé". Chequeen todo como harían con los movimientos de los ojos en cualquier situación de EMDR. Hagan preguntas tales como, "Ud. comenzó con la imagen, las emociones, las sensaciones corporales, dónde fue después?" Esto puede revelar que hubo un procesamiento que no fue advertido. Recuerden que muchos pacientes, cuando Ud. empezó con EMDR, luchaban para aclimatarse durante las primeras series de sets. Puede ser necesario hacer sets más largos antes de que el procesamiento sea

activado. Algunos pacientes hacen comentarios como "no pasó nada", o "esto se siente tonto", o "tengo miedo de que esto no sea para mí". Cuando esto ocurre, Uds. asume que EMDR no funciona para ellos o los reaseguran y los educan, y mientras tanto ellos continúan y superan su reacción inicial comenzando a procesar? Esto suele funcionar del mismo modo que con la estimulación auditiva, donde algunos clientes necesitan ser guiados para superar la torpeza inicial, o necesitan más educación de lo esperable.

2. *Qué se hace si un paciente dice que ha perdido el foco?* Como ha saben, cualquier foco es sólo un salto fuera del lugar y moviéndose rápidamente hacia otra cosa, puede ser un procesamiento rápido y cómodo. Hay que preguntarles si ha ocurrido algún cambio discernible en la imagen o en el nivel de SUDS. Cualquier pregunta sobre la falta de foco o de relajación antes de ponerse los auriculares, que cierre sus ojos y que traiga la imagen y repita la CN para sí mismo varias veces.

3. *Qué volumen usar?* Un volumen alto tiende a atraer la atención del paciente hacia la música o los sonidos, o los aleja del procesamiento o de la concienciación. Lo que generalmente recomiendo al paciente, es escuchar en el nivel más bajo y audible. Imaginen que Uds. hace movimientos de los ojos demasiado rápidos con un cambio contante de las pautas o "tapping" muy rápido y fuerte el paciente podría ser distraído por la intensidad de la estimulación y tener problemas de procesamiento? El cerebro humano parece ser activado por el ritmo, no por el volumen. Alguna vibración leve de los tímpanos activará el lado opuesto del cerebro, de modo que no hay que preocuparse de que el volumen bajo no funcione. Hay que chequear antes escuchando el volumen y el sonido para ver que funcionan, así como la bilateralidad de los tonos, antes de dárselo al paciente. Antes de proceder, asegúrense de que el paciente puede escuchar los tonos de ambos lados. Aunque se recomienda el volumen más bajo que sea audible, el paciente tiene la opción de aumentar el volumen. A aquellos con algún impedimento en la escucha, se les debe preguntar especialmente si ellos están escuchando los tonos de ambos lados.

4. *Cómo determinar cuán largos deben ser los sets?* Como regla, los sets tienden a ser más largos que con el movimiento de los

ojos. Comiencen con un set de 20" y gradualmente incremente desde allí, a menos que el paciente sea altamente disociativo. Una ventaja de usar los cassettes es que el paciente sea altamente disociativo. Una ventaja de usar los cassettes es que los pacientes pueden hacer sets mucho más largos. He tenido pacientes experimentados, que tuvieron sets de 2 a 5 minutos – que entraban dentro de un procesamiento muy profundo. Muchos pacientes experimentados pueden determinar ellos mismos el largo de los sets, reteniendo uno la opción de interrumpir.

5. *Qué se hace si el paciente informa que está escuchando la música?* Si el volumen es alto, pedirle que lo baje. Si es bajo, decirle que siga sin preocuparse y que espere por los pensamientos que van a venir. Si uno cree en esto y convalida con su confianza, ellos probablemente lo harán también. Lo opuesto suele ser verdad también. Imaginen que le están enseñando a alguien a conducir y él hace dos movimientos incorrectos (no peligrosos). Lo sacarían del asiento del conductor asumiendo que nunca va a aprender a manejar? La oportunidades perdidas resultan de saltar a conclusiones y acciones precipitadas.

6. *Instrucciones adicionales para el uso de los Sonidos Biolaterales:* por favor, sigan los 8 pasos de preparación que describe la Dra. Francine Shapiro en el libro de 1995, "EMDR: Principios Básicos, Protocolos y Procedimientos", incluyendo el uso del D.E.S. con todos los pacientes que muestren alguna indicación de disociación, así como la instalación del Lugar Seguro.

Los tonos auditivos derecha/izquierda producen estimulación bilateral y eliminan la necesidad del movimiento de los ojos (sin embargo los pacientes pueden, a veces, mover los ojos espontáneamente) Los pacientes pueden elegir procesar con los ojos abiertos o cerrados. Por favor, adviertan que el procesamiento con los ojos cerrados puede ser distinto del los ojos abiertos.

Por favor, sean conscientes de que el procesamiento con los ojos cerrados puede fomentar la respuesta disociativa. Si ocurre alguna respuesta adversa en cualquier punto del proceso, por favor interrumpan diciéndole al paciente que se saque los auriculares. Asimismo, no se debe usar el *BioLateral* con pacientes que Uds. sospechan que son altamente disociados, que tienen un alto puntaje en el DES u otras escalas o que hayan respondido con altos niveles de disociación al movimiento de los ojos.

Los cassettes permiten que cada set continúe tanto como Uds. o el paciente lo elija. Los sets pueden durar muchos minutos y pueden contener 1000s o aún 1.000s de repeticiones. Por favor, usen sets más cortos al comienzo hasta que tengan claro cómo el paciente está respondiendo y sigan su trayectoria durante los sets más largos para asegurarse de que no se ha disociado o ido. Lo mejor es interrumpir los sets sacando los auriculares, como lo opuesto a detener el cassette en "off" o en "on".

No hace falta llevar la cuenta. Muchos terapeutas han informado que los pacientes experimentados con EMDR suelen poder determinar mejor el largo de los sets por sí mismos, porque son ellos los que están siendo testigos del procesamientos "desde adentro". Sin embargo, se le debe decir al paciente que el terapeuta es quien retiene la opción de interrumpir el set por alguna razón clínica.

Traten de que el paciente esté escuchando el *BioLateral* durante la sesión, aún dialogando con el terapeuta entre los sets. También usen el *BioLateral* durante una sesión que no es de EMDR y determinen al final con el cliente si experimenta una diferencia.

Con pacientes que responden bien en la sesión y no son inestables o disociativos, consideran el uso del *BioLateral* entre sesiones: para reducir insomnio, agitación, ataques de pánico, perturbación somática y dolor corporal y con urgencias (cigarrillos, comida, drogas) y control de conductas compulsivas. Si es usado de este modo, hay que instruir al paciente para sacarse inmediatamente los auriculares e interrumpir el proceso por si ocurre cualquier tipo de respuesta abre activa intensa.

Es recomendable que uno evalúe personalmente la efectividad del *BioLateral* usándolo antes para uno mismo, antes de usarlo para los paciente. Siéntese en un lugar tranquilo y piense en algo que le está preocupando en ese momento. Desarrolle su propio protocolo, tome un nivel de SUD y siga sus asociaciones. Entonces, observe la naturaleza de su procesamiento y ocasionalmente retorne al target y retome el SUD. Sea especialmente consciente de los cambios en las sensaciones corporales.

Recursos EMDR

Las derivaciones a terapeutas que usan EMDR pueden requerirse en EMDR Iberoamérica, la rama de capacitación oficialmente reconocido. Actualmente hay más de 100.000 terapeutas en el mundo entrenados en EMDR. Pueden encontrarse en todos los cincuenta estados de los Estados Unidos y en todos los continentes.

Por favor tenga en cuenta que el nivel de competencia en el uso del método varía entre los terapeutas de EMDR. El entrenamiento de EMDR comprende dos secciones: Parte 1 y Parte 2 y exige más 10 horas de supervisión de casos. De ser posible, elija un clínico que haya completado ambos. (En Brasil se hace en tres módulos e incluyen las horas de supervisión). Averigüe cuándo ha completado el terapeuta su entrenamiento y cuánto lo utiliza habitualmente en su práctica. Los Terapeutas Certificados y Terapeutas Supervisores suelen ser personas con estudios adicionales de EMDR. Es conveniente, también, consultar con alguien que era ya un terapeuta experimentado y bien entrenado antes de aprender EMDR. Los buenos terapeutas EMDR son iguales a los demás terapeutas: son buenos oyentes y son sensibles, respetuosos y seguros.

EMDR IBEROAMERICA (EMDR IBA)
www.emdriberoamerica.org
E-mail: info@emdriberoamerica.org
Hay páginas que refieren a cada país donde hay representación en Iberoamérica.
Para el público de habla portuguesa:
www.emdrbrasil.com.br o www.emdrportugal.com

EMDR Institute, Inc.
P.O. Box 750
Watsonville, CA 95077 – EE.UU.
Teléfono: 01 (831) 761-1040
Fax: 01 (831) 761-1204
Mail: inst@emdr.com
Sitio web: **www.emdr.com**

Asociación Internacional de EMDR – EMDRIA
P.O.Box 141925
Austin, TX 78714-1925 – EE.UU.
Teléfono: 01(512) 451-5200
Fax: 01 (512) 541-5256
Sitio web: **www.emdria.org**

EMDR Humanitarian Assistance Program - HAP
2911 Dixwell Avenue, Ste. 201
Hamden, CT 06518
Phone: (203) 288-4450
Fax: (203) 288-4060
www.emdrhap.org

Para información sobre los Productos de Sonido Biolateral (downloads e CDs con sonido bilateral), entrar al sitio web: **www.biolateral.com**

Sobre el Autor

David Grand   Ph. D. ejerce su práctica privada de psicoterapia y mejoramiento del desempeño en Manhattan y en Long Island, Nueva York. Ha dado innumerables clases y conferencias sobre EMDR tanto en su país como en el extranjero y ha sido entrevistado en el programa de radio NBC Extra, en el *New York Times*, el *Washington Post* y *Newsday*. Es facilitador y expositor especializado del EMDR Institute. Posee un doctorado en Trabajo Social Clínico (Desarrollo Humano) de la International University y un Certificado en Psicoterapia Psicoanalítica de la Society for Psychoanalytic Study and Research (*Sociedad para el Estudio e Investigación en Psicoanálisis*) de Long Island.

Dr. Grand ha enseñado trabajo escénico en el New Actors Workshop en Nueva York y realiza, en forma privada, preparación actoral para actores de teatro, cine y televisión. Ha presentado casos en talleres sobre *Preparación Actoral con EMDR* en Los Angeles, Miami y Nueva York y ha ayudado a atletas profesionales y de elite con técnicas EMDR para el mejoramiento del desempeño.

Es autor de la obra "I WITNESS"[1], sobre sus experiencias en el tratamiento de cientos de sobrevivientes del 11 de septiembre. La obra ha sido presentada en distintas ciudades como Nueva York, Los Angeles y también en Buenos Aires .

Ha desarrollado y producido la tecnología innovadora de Bio*Lateral* Sound Recordings, utilizada por miles de terapeutas para facilitar la sanación a través del uso del sonido bilateral relajador. También ha formado parte de un equipo de investigación en Imágenes de Resonancia Magnética que estudió los efectos de EMDR sobre la función cerebral.

El Dr. Grand es ex-Presidente del Programa de Asistencia Humanitaria con EMDR – HAP. En ese carácter ha coordinado entrenamientos gratuitos para terapeutas en Irlanda del Norte y coordinó también los Entrenamientos de HAP para Barrios Urbanos Carenciados en Long Island y Brooklyn, Nueva York.

---

[1] NT: El título significa literalmente "Yo Atestiguo" (I Witness) y en inglés, hace un juego de palabras con el significado "Testigo ocular" (Eye Witness)

Si a usted le gustó este libro, deje un comentario en Amazon sobre ello. Aproveche la oportunidad para ver otros libros de autor.

Cura Emocional en Velocidad Máxima:
El Poder del EMDR,
de David Grand, Ph.D.

Este libro presenta al mundo laico un nuevo método psicoterápico, EMDR (sigla en inglés para Desensibilización y Reprocesamiento por medio de Movimientos Oculares). En esas páginas, el psicoterapeuta David Grand, Ph.D., describe su encuentro personal con el EMDR y a seguir relata conmovedores resultados decurrentes del uso de esa nueva terapia en la vida de sus pacientes. Estimulando, de formar alternada, a los hemisferios cerebrales izquierdo y derecho, de modo a remover bloqueos psicológicos y solucionar traumas, los pacientes de Grand logran juntar las partes de su vida emocional despedazada en una velocidad que excedía sus sueños más desairados.

El uso del EMDR por Dr. Grand ayudó muchas personas de todas las áreas de la vida, de maquinistas ferroviarios, que revivían la pesadilla de la muerte en los rieles, a madres de niños muertos en las crueles calles de ciudades en el interior de los Estados Unidos; de víctimas de bombardeos en las ciudades de Belfast e Oklahoma, a árabes y israelíes traumatizados por décadas de odio e violencia.

Además de los resultados obtenidos en velocidad máxima en los trabajos psicoterápicos, Grand utiliza el EMDR para remover barreras de desempeño y de la creatividad. Sus ejemplos muestran atletas, actores, músicos y artistas primoreando su desempeño e, en un capítulo destinado a la auto-aplicación de este fantástico método, describe formas prácticas por las cuales el propio lector puede utilizarlo para solucionar el miedo de hablar en público, aumentar la creatividad, desfrutar de sueño más profundo y relajante, lidiar con el estrese y la ansiedad, y mucho más.

Disponible por Amazon.com o **www.emdriberoamerica.org**

LIBROS EN ESPAÑOL:

Definiendo y Redefiniendo EMDR, de David Grand, Ph.D, disponible por Amazon.com

Sanando La Pandilla que Vive Adentro, de Esly Regina Carvalho, Ph.D. en kindle o impreso. (disponible también en português – impreso o kindle – y en inglés – impreso o kindle).

EMDR: Desensibilización y Reprocesamiento por medio de Movimiento Ocular, de Francine Shapiro impreso .

EMDR: Una terapia revolucionaria para superar la ansiedad, el estrés y los traumas, de Francine Shapiro, Margot Silk Forrest y David Servan-Schreiber, impreso.

EMDR y Disociación: el abordaje progresivo, de Anabel Gonzalez, impreso.

Curar con el EMDR, Jacques Roque, impreso.

Guía de protocolos estándar de EMDR para terapeutas, supervisores y consultores, de Andrew Leeds, en impreso o Kindle.

Manual de EMDR y procesos de terapia familia, de Kaslow, Florence W., Maxfield, Louise Shapiro Francine, impreso

LIBROS EN INGLÉS:

Emotional Healing at Warp Speed: The Power of EMDR, de David Grand, Ph.D.

Brainspotting, de David Grand, Ph.D. Paperback and Kindle/E-book.

This is Your Brain on Sports, de David Grand, Ph.D. Paperback and Kindle/E-book.

Healing the Folks Who Live Inside: How EMDR Can Heal Our Inner Gallery of Roles, de Esly Regina Carvalho, Ph.D. Paperback and Kindle/E-book

Getting Past Your Past, de Francine Shapiro, Ph.D. Paperback and Kindle/E-book

EMDR: The Breakthrough "Eye Movement" Therapy for Overcoming, Anxiety, Stress and Trauma, de Francine Shapiro and Margaret Forrest. Paperback and Kindle/E-book
Handbook of EMDR and Family Therapy Processes, de Francine Shapiro. Paperback.

EMDR: Basic Principles, Protocols and Procedures, de Francine Shapiro. Hardcover.

A Therapists Guide to EMDR: Tools and Techniques for Successful Treatment, de Laurel Parnell. Paperback.

EMDR Therapy and Adjunct Approaches with Children, de Ana Gomez. Paperback.

EMDR in the Treatment of Adults Abused as Children, de Laurell Parnell. Paperback.

EMDR as an Integrative Psychotherapy Approach, Francine Shapiro. Hardcover.

Small Wonders: Healing Childhood Trauma with EMDR, de Joan Lovett. Hardcover.

Referencias – Diagnostico, Tratamiento y Estudos de Ego

Berne, E. (1963). Structure and dynamics or organizations and groups. New York: The Grove Press.

Blanck, G. and Blanck, R. (1974). Ego psychology: theory and practice, New York: Columbia Univ. Press.

Blanck, G. and Blanck, R. (1979). Ego psychology II: psychoanalytic developmental psychology, New York: Columbia University Press.

Bliss, E. L. (1981). Multiple personalities: A report of 14 cases with implications for schizophrenia. Archives of General Psychiatry, 37: 1388-1397.

Boor, M. (1982). The multiple personality epidemic: Additional cases and inferences regarding diagnosis, etiology, dynamics and treatment. Journal of Nervous and Mental Disease, 170: 302-304.

Braun, B. G. (1986). Issues in the psychotherapy of multiple personality disorder. In B.G. Braun (Ed.), Treatment of multiple personality disorder. Washington, D.C.: American Psychiatric Press.

Braun, B. G. (1988). The BASK model of dissociation. Dissociation, 1, 4-24.

Bromberg, P. (1994). "Speak! That I may see you", some reflections on dissociation, reality and psychoanalytic listening. Psychoanalytic dialogues, 4(4): 517-547.

Bromberg, P. (1996). Standing in the spaces. Contemporary psychoanalysis, Vol. 32(4): 509-535.

Brown, D. P. & Fromm, E. (1986). Hypnotherapy and hypnoanalysis. New Jersey: Lawrence Erlbaum.

Crabtree, A. (1992). Dissociation and memory: A 200 perspective. Dissociation, 5(2), 150-154.

Comstock, C. M. (1991). The inner self helper and concepts of inner guidance: Historical antecedents, its role within dissociation, and clinical utilization. Dissociation, 4, 165-177.

Coons, P. M. (1986). Child abuse and multiple personality disorder. Review of the literature and suggestions for treatment. Child Abuse and Neglect, 10,455-462.

Erskine, R. (1997). Theories and methods of an integrative transactional analysis: a volume of selected articles, San Francisco: The TA Press.

Federn, P. (1928). Narcissism in the structure of the ego. Int. Journal of Psychoanalysis, 9, 401-419.

Federn, P. (1932). The ego feeling in dreams. Psychoanalytic Quarterly, 17, 319, 246-257, 480-487.

Fine, C. G. (1991). Treatment stabilization and crisis prevention: Pacing the therapy of the multiple personality disorder patient. Psychiatric Clinics of North America, 14, 661-676.

Fine, C. G. (1993). A tactical integrationalist perspective on the treatment of multiple personality disorder, In R.P. Kluft & C.G. Fine (Eds.), Clinical perspectives on multiple personality disorder (pp. 153-153). Washington, D.C.: American Psychiatric Press.

Fine, C. G. (1994). Cognitive hypnotherapeutic interventions with patients with MPD. Journal of Cognitive Psychotherapy. An International Quarterly, 8, XXX-XXX.

Fine, C. G. and Lazrove, S. (1997). The use of EMDR in patients with dissociative identity disorder. In press.

Freud, S. (1919). Lines of advance in psycho-analytic therapy. Standard Edition, 17: p. 168. London: Hogarth Press.

Freud, S. (1937). Analysis terminable and interminable. Standard Edition, 23: pp. 217-219. London: Hogarth Press.

Herman, J. L. (1992). Trauma and recovery. New York: Basic Books.

Hilgard, E. (1977). Divided consciousness: multiple controls in human thought and action. New York: Wiley Press, expanded edition.

Janet, P. (1919). Les medications psychologiques. (3 vols.) Paris: Felix Allan. Reprint: Society Pierre

Janet, P. (1919). English edition: Psychological healing (2 vols). New York; Macmillan, 1925. Reprint: Arena Press, New York, 1976

Kluft, R. P. (1982). Varieties of hypnotic interventions in the treatment of multiple personality. America Journal of Clinical Hypnosis, 24, 230-240.

Kluft, R. P. (1984). Treatment of multiple personality disorder: A study of 33 cases. Psychiatric Clinics of North America, 7, 9-29.

Kluft, R. P. (1986). Personality unification in multiple personality disorder: A follow-up study. In B. G. Braun (Ed.) Treatment of multiple personality disorder. Washington, D.C.: American Psychiatric Press, (pp. 29-60)

Kluft, R. P. (1987). An update on multiple personality disorder. Hospital and Community Psychiatry, 38, 363-373.

Kluft, R.P. (1988). On treating the older patient with multiple personality disorder: "Race against time" or "Make haste slowly?" American Journal of Clinical Hypnosis, 30, 257-266.

Kluft, R. P. (1988), Editorial: Today's therapeutic pluralism. Dissociation, 1, 1-2.

Kluft, R. P. (1989). Playing for time: temporizing techniques in the treatment of multiple personality disorder. American Journal of Clinical Hypnosis, 32, 90-9 Janet, P. (1919). 8.

Kluft, R. P. (1990). Incest and subsequent revictimization: The case of therapist-patient sexual exploitation, with a description of the sitting duck syndrome. In R. P. Kluft, (Ed.), Incest related syndromes of adult psychopathology. Washington, D.C.: American Psychiatric Press, (pp. 263-287).

Kluft, R. P. (1993a). Basic principles in conducting the psychotherapy of multiple personality disorders. In Kluft, R. P. & Fine, C. G. (Eds.), Clinical perspectives on multiple personality disorder 1. Washington, D.C.: American Psychiatric Press, (pp. 19-50).

Kluft, R. P. (1993b). Clinical approaches to the integration of personalities. In Kluft, R. P. & Fine, C. G. (Eds.), Clinical perspectives on multiple personality disorder 1. Washington, D.C.: American Psychiatric Press, (pp. 101-133).

Kluft, R. P. (1993c). Counter transference in treatment of MPD. In J. P. Wilson & J. Lindy (Eds.), Counter transference in the treatment of post-traumatic stress disorder. New York: Guilford Press, (pp. 121-151).

LeDoux, J. (1996). The Emotional Brain. New York: Simon & Schuster.

Nicosia, G. J. (1995). Eye movement desensitization and reprocessing is no hypnosis. Dissociation, 8, 69.

Paulsen, S. (1995). Eye movement desensitization and reprocessing: Its cautious use in the dissociative disorders. DISSOCIATION, 8, 32-44.

Reich, W. (1976). Character Analysis. New York: Farrar, Straus and Giroux.

Reiser, M. (1994). Memory in Mind and Brain: What Dream Imagery Reveals. New Haven: Yale

Shapiro, F. (1989a). Efficacy of the eye movement desensitization procedure in the treatment of traumatic memories. Journal of Traumatic Stress Studies, 2, 199-223.

Shapiro, F. (1989b). Eye movement desensitization: A new treatment for post-traumatic stress disorder. Journal of Behavior Therapy and experimental Psychiatry, 20, 211-217.

Shapiro F. (1991). Eye movement desensitization & reprocessing procedure: From EMD to EM/R – A new treatment model for anxiety and related traumata. The Behavioral Therapist, 14, 133-135.

Shapiro, F. (1995). Eye movement desensitization and reprocessing (EMDR). Basic principles, protocols, and procedures. New York: The Guilford Press.

Van Der Hart, O., Brown, P. & Van Der Kolk, B. A. (1989). Pierre Janet's treatment of post-traumatic stress. Journal of Traumatic Stress, 2, 379-395.

Van Der Hart, O., & Brown, P. (1992). Abreaction re-evaluated. Dissociation, 5, 127-140.

Van Der Hart, O., Steele, K., Boon, S., & Brown, P. (1993). The treatment of traumatic memories: Synthesis, realization, and integration. DISSOCIATION, 6, 162-180.

Van Der Kolk, B. A., & Van Der Hart, O. (1991). The intrusive past: The flexibility of memory and the engraving of trauma. American Imago, 48, 425-454.

Van Der Kolk, B.A., Fister, R. (1995). Dissociation and the fragmentary nature of traumatic memories: Overview and exploratory study. Journal of Traumatic Stress, 9, 314-325.

Van Der Kolk, B., McFarlane, A., Weisaeth, L., Eds. (1996). Traumatic Stress. N. Y.: Guilford Press.

Vaughan, K., Armstrong, M. S., Gold, R., O'Connor, N., Jenneke, W., & Terrier, N. (1994a). A trial of eye 15 movement desensitization compared to image habituation training and applied muscle relaxation in post-traumatic stress disorder. Journal of Behavioral Therapy and Experimental Psychiatry, 25, 283-291.

Vaughan, K. Weiss, M., Gold, R., & Terrier, N. (1994b). Eye-movement desensitization. Symptom change in post-traumatic stress disorder. British Journal of Psychiatry, 164, 633-541.

Watkins, H. (1984). Ego-state theory and therapy. In Corsini, R., ed., Encyclopedia of psychology, Vol. 1. New York: Wiley, (pp. 420-421).

Watkins, J. G. (1971). The affect bridge: A hypnoanalytic technique. International Journal of Clinical and Experimental Hypnosis, 19, 21-27.

Watkins, J. G. (1978). The therapeutic self, New York: Human Sciences Press.

Watkins, J. & Watkins, H. (1981). Ego-state therapy. In Corsini, R., ed., Handbook of innovative therapies. New York: Wiley, (pp. 252-270).

Watkins, J. & Watkins, H. (1991). Hypnosis and ego-state therapy. In Keller, P. & Heyman, S., eds. Innovations in clinical practice: a source book, Vol. 10. Florida: Professional Resource Exchange.

Watkins, J. & Watkins, H. (1997). Ego States: theory and therapy, New York: W. W. Norton.

Wilson, S. A., Becker, L. A., & Tinker, R. H. (1995). Efficacy of eye movement desensitization and reprocessing (EMDR) treatment for psychologically traumatized individuals. Journal of Consulting and Clinical Psychology, 63, 928-937.

References – Performance Enhancement

Cameron, J. (1997) The Artists Way. N. Y.

Campbell, D. (1997) The Mozart Effect. New York: Avon Books.

Edwards, B. (1989) Drawing on the Right Side of the Brain. New York: Putnam

Foster, S., Lendl, J. (1997) EMDR, Performance Enhancement for the Workplace. San Jose: Performance Enhancement Unlimited.

Galway, T. (1981) The Inner Game of Golf. NY: Random House

Goleman, D. (1995). Emotional Intelligence. New York: Bantam Books.

Jourdain, R. (1997) Music, The Brain and Ecstasy. New York: Morrow.

Manfield, P. (1998) Extending EMDR, New York: W. W. Norton

Roberts, G. (1992) Motivation in Sports and Exercise. Champaign, IL: Human Kinetic Books.

Shapiro, F. (1995) Eye Movement desensitization and Reprocessing; Basic Principles, Protocols, and Procedure. New York: The Guilford Press

Ungerleider, S. (1996) Mental Training for Peak Performance. PA: Rodale Press

www.ingramcontent.com/pod-product-compliance
Lightning Source LLC
Chambersburg PA
CBHW031521270326
41930CB00006B/474